Akanksha Mahajan
Pankaj Dhawan
Piyush Tandon

Dentisteria protética baseada em provas

Akanksha Mahajan
Pankaj Dhawan
Piyush Tandon

Dentisteria protética baseada em provas

ScienciaScripts

Imprint

Any brand names and product names mentioned in this book are subject to trademark, brand or patent protection and are trademarks or registered trademarks of their respective holders. The use of brand names, product names, common names, trade names, product descriptions etc. even without a particular marking in this work is in no way to be construed to mean that such names may be regarded as unrestricted in respect of trademark and brand protection legislation and could thus be used by anyone.

Cover image: www.ingimage.com

This book is a translation from the original published under ISBN 978-613-3-99492-8.

Publisher:
Sciencia Scripts
is a trademark of
Dodo Books Indian Ocean Ltd. and OmniScriptum S.R.L publishing group

120 High Road, East Finchley, London, N2 9ED, United Kingdom
Str. Armeneasca 28/1, office 1, Chisinau MD-2012, Republic of Moldova, Europe
Printed at: see last page
ISBN: 978-620-5-80136-9

ÍNDICE

LISTA DE ABREVIATURAS

AFP	Abordagem baseada em provas
CBE	Odontologia baseada em provas
ADA	Associação Dentária Americana
ACP	Colégio Americano de Médicos
EBP	Prática baseada em provas
i.e.	Isto significa que
RCTs	estudos de controlo aleatórios
BRONJ	Osteonecrose da mandíbula devido aos bisfosfonatos
OHRQoL	Qualidade de vida relacionada com a saúde oral
iPS	células estaminais pluripotentes induzidas
CAD/CAM	Concepção assistida por computador / publicação assistida por computador

LISTA DE ILUSTRAÇÕES

S.Nr.	Ilustração
1.	Modelo tradicional de cuidados
2.	Modelo de cuidados baseado em provas
3.	Os principais passos na medicina dentária baseada em provas
4.	Pirâmide tradicional de níveis de prova
5.	O novo paradigma proposto compreende um espectro horizontal com 3 níveis de evidência.
6.	Visão geral de um estudo de coorte
7.	Esboço de um estudo de caso-controlo.
8.	Esboço de um estudo de revisão sistemática
9.	Estrutura para classificar os tipos de estudos possíveis.
10.	Não consideração do tamanho do efeito ao interpretar um teste estatístico
11.	Página inicial da National Guideline Clearinghouse.

LISTA DE TABELAS

S.Nr.	Quadro
1.	Desenvolvimento da base de conhecimentos em medicina dentária.
2.	Tipos de estudos em termos de exposição, tratamento e resultados.
3.	Desenho de estudo mais apropriado para responder a uma pergunta
4.	Diferença entre a investigação qualitativa e quantitativa.

Capítulo 1 INTRODUÇÃO

Actualmente, é dada grande importância ao desenvolvimento de uma abordagem baseada em provas (EBA) para todos os serviços de saúde. Esta tendência tem sido desencadeada pela explosão na acessibilidade e disponibilidade da informação para o cidadão médio através da Internet. O paciente de hoje é mais bem educado e informado e, portanto, tem grandes expectativas e exigências de tratamento eficaz[1] . Um elemento-chave dos cuidados baseados em provas é a necessidade de os profissionais de saúde modificarem as suas práticas clínicas de acordo com as melhores provas científicas disponíveis[2] .

Nos anos 90, as bases da prática baseada na evidência foram lançadas por David Sackett[3] , que a definiu como "a integração de conhecimentos clínicos individuais com a melhor evidência clínica externa disponível da investigação sistemática". Tendo começado a adoptar estratégias baseadas na evidência mais lentamente do que na medicina, a medicina dentária começou a mudar e a evoluir com este conceito. A Associação Dentária Americana organizou conferências para promover a odontologia baseada na evidência (EBD).[4]

Em 2010, a Associação Dentária Americana (ADA) definiu a prática baseada em evidências como "uma abordagem aos cuidados dentários que requer a integração cuidadosa de avaliações sistemáticas de evidências científicas clinicamente relevantes no que diz respeito à condição oral e médica e história clínica do paciente com os conhecimentos clínicos do dentista e as necessidades e preferências de tratamento do paciente". A prática baseada em evidências é, portanto, uma versão modificada do modelo de tratamento tradicional na medicina dentária, que também integra o conhecimento científico com o julgamento individual do dentista e as preferências do paciente.[5]

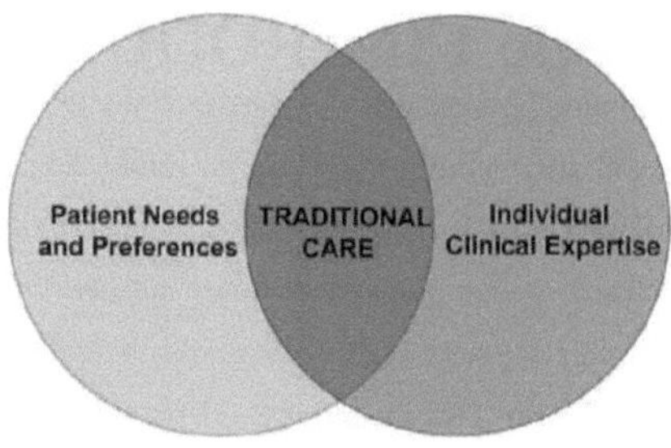

Fig. 1: Modelo tradicional de cuidados

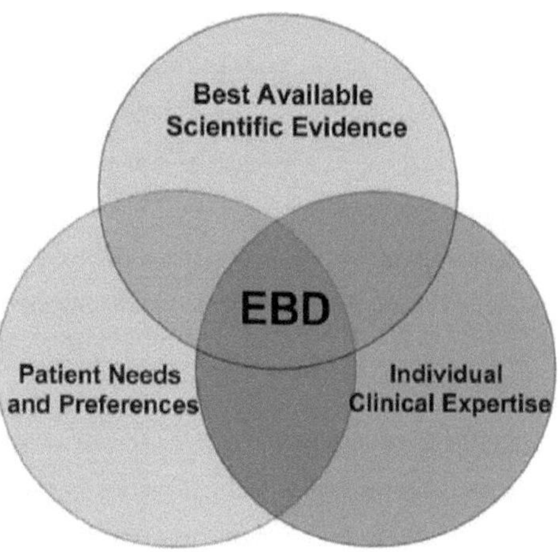

Fig. 2: Modelo de cuidados baseado em provas

Todas as escolas de medicina dentária têm uma técnica central, geralmente definida por consenso docente, que permite aos estudantes desenvolverem competência numa abordagem a um problema terapêutico. A faculdade de medicina dentária ensina quase sempre práticas comprovadas e cientificamente fundamentadas. Uma vez formados e tornados clínicos independentes, os estudantes baseiam frequentemente as suas decisões nos ensinamentos da universidade, nas suas observações a partir da experiência ou em provas anedóticas de colegas. Com a ampla comunicação que é agora possível através da

Internet, tais anedotas podem vir de um continente distante e de uma pessoa completamente desconhecida. Independentemente da forma como a informação é obtida, qualquer pessoa que procure novas abordagens para melhorar os cuidados dentários deve aplicar as regras da prova ao avaliar uma técnica proposta.[6]

A profissão de dentista encontra-se numa fase de transição no que diz respeito à EBD, uma vez que os professores responsáveis pelo ensino dos princípios da EBD carecem de formação, apoio e conhecimento específico da metodologia; esta é uma barreira comum à implementação. Foram identificadas outras barreiras entre os profissionais: Muitos dentistas dependem do que lhes foi ou não ensinado durante a sua formação. Estima-se que apenas 8% dos cuidados dentários são justificados por uma investigação dentária devidamente concebida, verificada e analisada.[7] Outras barreiras são as preferências dos pacientes baseadas em desejos pessoais e benefícios de seguros, falta de directrizes de prática clínica e incentivos financeiros.

Surgiu um novo problema, nomeadamente a quantidade de literatura agora disponível para os dentistas. Há muita informação contraditória à disposição de todos. Portanto, como determinamos o que é investigação real e resultados que valem a pena e o que é apenas informação inútil. A odontologia baseada em evidências fornece orientações que ajudam o dentista a tomar uma decisão inteligente. Não troca a tirania do perito pela tirania da literatura.[3]

No seu artigo, Bader[8] discutiu como a base de conhecimentos em odontologia define a nossa profissão e influencia a prática da medicina dentária. É um conjunto de informações específicas sobre saúde oral e doenças, métodos de tratamento e resultados. Serve como base para a tomada de decisões profissionais, e partes dela formam o conteúdo central dos currículos de graduação e pós-graduação em medicina dentária. A base de conhecimentos evoluiu na forma como o conhecimento foi criado, sintetizado e divulgado. Dividiu a base de conhecimentos em quatro "eras" ou "idades" para melhor compreender a evolução da base de conhecimentos e para colocar em perspectiva a participação actual na prática baseada na evidência, tal como resumida no Quadro 1.

A base de conhecimentos da medicina dentária desenvolveu-se pela primeira vez na "era dos peritos". A medicina dentária teve origem na Idade Média como uma guilda de "cirurgiões-barbeiros" e "dentistas viajantes". O conhecimento foi formado exclusivamente através da experiência e as observações sistemáticas eram raras. A síntese dos conhecimentos era pouco mais do que um aprofundamento da experiência, pois quase não havia textos e as possibilidades de intercâmbio de conhecimentos entre profissionais, na sua maioria analfabetos e com um alcance limitado, eram limitadas. Do mesmo modo, a disseminação do conhecimento era limitada, informal e principalmente confinada à relação entre mestre e aprendiz, em que os especialistas transmitiam a experiência adquirida a um ou mais principiantes.

A "era da profissionalização" chegou em meados do século XVIIIth . Em 1728, Pierre Fauchard publicou o seu livro Le Chirurgien Dentiste ("O Cirurgião Dentista") em Paris, no qual detalhava o trabalho do seu mentor, o seu próprio trabalho e observações, e os de alguns outros dentistas do estabelecimento onde trabalhava. Este maior acesso aos conhecimentos criados por outros levou a um maior grau de síntese de conhecimentos, como mostra o texto de Fauchard e outros, mas foram apenas as observações e experiências pessoais de alguns poucos dentistas individuais. O foco principal era o tratamento de doenças dentárias.

Ao aproximar-se o século XXth , entrámos na terceira era ou "era da ciência". A criação de conhecimento acelerou à medida que as experiências baseadas em protocolos se tornaram mais comuns e o âmbito da investigação se expandiu para incluir as causas e a prevenção de doenças. Durante esta era, a pesquisa da literatura tradicional tornou-se mais importante, mas estava sujeita a muitos preconceitos, tanto intencionais como não intencionais, pois a selecção da literatura e a sua interpretação era subjectiva e, portanto, exclusivamente dependente do autor que conduzia a pesquisa. Esta fase marcou o período mais activo de disseminação do conhecimento, com rápida disseminação das revistas e educação contínua organizada dos dentistas em revistas.

Considerando a evolução da metodologia de investigação nas últimas duas décadas e as mudanças na forma como os clínicos pensam, podemos dizer que estamos a entrar na "era da evidência". A criação de conhecimento nesta era pode ser caracterizada pela predominância de ensaios clínicos aleatórios, embora continuem a ser realizados estudos observacionais e a fornecer informação valiosa através de métodos estatísticos melhorados. Uma mudança no principal método de síntese do conhecimento é característica da "era da evidência", com maior ênfase na revisão sistemática do que na revisão da literatura tradicional.

Quadro 1
Desenvolvimento da base de conhecimentos em odontologia

Período	Método principal para o processo de base de conhecimento		
	Criação de conhecimento	Síntese do conhecimento	Divulgação do conhecimento
A idade do perito	Baseado na experiência	Experimental	Aprendizagem
Idade de Profissionalização	Observação limitada pela experiência	Experimentando em conjunto	Textos, empresas, revistas, escolas
A era da ciência	Baseado na experiência	Revisão da literatura tradicional	Textos, periódicos, escolas, CE formal
Idade da prova	Baseado na experiência	Revisão sistemática	Textos, periódicos, escolas, CE, directrizes, resumos de conhecimentos

Os erros sobre a odontologia baseada em provas são generalizados entre os médicos. Para alguns, citar um único estudo como prova para uma decisão de tratamento é sinónimo de odontologia baseada em provas. Ao fazê-lo, não conseguem compreender que a evidência significa a totalidade da evidência que foi recolhida e avaliada numa revisão sistemática. Outros continuam a acreditar que a odontologia baseada em evidência é uma interferência injustificada na prática, dizendo efectivamente ao dentista o que deve fazer.

O que não é reconhecido, contudo, é o facto de a medicina dentária baseada em provas apenas fornecer ao clínico informações completas e imparciais sobre tratamentos alternativos ou um prognóstico para uma condição clínica. Os médicos devem recomendar tratamento para um determinado doente, conciliando a informação baseada em provas sobre a eficácia ou prognóstico do tratamento com a sua avaliação do doente, incluindo a condição clínica em causa, comorbilidades e factores de risco.

Apesar das suas origens antigas, a medicina baseada em provas é uma disciplina relativamente jovem, cujos efeitos positivos estão apenas a começar a ser validados, e está prestes a crescer. Este desenvolvimento será ainda mais acentuado quando vários programas de licenciatura, pós-graduação e educação médica contínua a adoptarem e a adaptarem às necessidades dos alunos. Estes programas e a sua avaliação fornecerão mais informações e conhecimentos sobre o que é e o que não é a medicina dentária baseada em provas.

Capítulo 2 BASEADO EM EVIDÊNCIA DENTISTRY

As provas da investigação científica criaram a base de conhecimentos em odontologia e foram sempre a base de uma prática de qualidade. O conceito de utilização da evidência actual para a tomada de decisões foi introduzido pela primeira vez nos anos 90 por Gordon Guyatt[1] e pelo Grupo de Trabalho Baseado na Evidência da Universidade McMaster em Ontário, Canadá. O desenvolvimento do conceito de Odontologia Baseada em Evidência pode ser atribuído às mudanças revolucionárias que ocorreram ao longo dos anos na forma como o conhecimento é produzido e divulgado.

A odontologia baseada em evidências foi definida em 1996 por David Sackett como "a utilização consciente, apropriada e prudente dos melhores conhecimentos actuais para tomar decisões sobre o tratamento de pacientes individuais". Uma abordagem baseada em provas tem várias vantagens. Uma é que os pacientes são melhor servidos, uma vez que apenas são recomendados procedimentos testados. Em segundo lugar, melhora a reputação da profissão, assegurando que são oferecidos tratamentos comprovados. O objectivo da medicina dentária baseada em provas é conduzir uma investigação de qualidade, clínica e relevante que forneça melhor informação ao clínico e melhor tratamento ao paciente. Estes métodos têm sido desenvolvidos em medicina nos últimos vinte anos. Nos últimos cinco anos, foram introduzidas várias revistas que utilizam explicitamente métodos baseados em provas como parte fundamental dos critérios editoriais para publicação. Alguns dos principais inconvenientes da abordagem baseada na evidência são que o estudo ideal é o ensaio controlado aleatório que controla todas as variáveis possíveis, mas os ensaios clínicos aleatórios são caros e difíceis de conduzir, e não são infalíveis. Os tempos de espera para publicação são complicados pelo facto de o Medline estar 6-8 meses atrasado em relação à data de publicação de muitas revistas. Além disso, poucas situações clínicas na medicina dentária são de risco de vida, pelo que o incentivo à realização de investigação clínica rigorosa para comparar a eficácia das terapias dentárias pode não parecer tão grande como para as terapias médicas.

O conceito de odontologia baseada em provas tem dois temas centrais: a procura do melhor conhecimento e a sua aplicação na prática. Consiste em quatro fases básicas[9] :

1. Fazer perguntas baseadas em provas (formular uma pergunta respondível com base num problema clínico).

2. Em busca das melhores provas

3. Revisão e avaliação crítica dos documentos de apoio.

4. Utilizar esta informação da forma que melhor se adeqúe à prática clínica.

Carr e McGivney[9] propuseram uma quinta fase:

5. Avaliação do desempenho da técnica, processo ou equipamento.

A utilização desta abordagem na avaliação das decisões clínicas tem a vantagem de estruturar a forma como os problemas clínicos são considerados.

Quando o conceito de cuidados de saúde baseados em provas ganhou ímpeto nas ciências da saúde no final dos anos 80 e início dos anos 90, presumiu-se geralmente que os clínicos individuais se tornariam especialistas na interpretação da literatura científica original e na aplicação dos resultados desta avaliação na sua prática. O Journal of the American Medical Association (JAMA) publicou uma longa série de manuais sobre a utilização da literatura médica, desenvolvidos pelo Grupo de Trabalho Baseado na Evidência. Estes manuais orientaram largamente os clínicos na direcção certa na integração da evidência científica no seu processo de tomada de decisões clínicas, mas ainda há um longo caminho a percorrer antes de se poder ser considerado um perito.

A odontologia baseada em provas é um método de recolha, destilação e aplicação rápida das melhores provas na prática clínica (Sackett et al. 1996; Straus et al. 2005)[10] . Para atingir este objectivo com sucesso, a integração de :

• A melhor evidência clínica

• Julgamento clínico, com

• Valores e circunstâncias dos doentes para melhorar os cuidados de saúde

A principal razão para a introdução da EBD é melhorar a qualidade dos cuidados de saúde. A introdução de auditorias clínicas e revisões por pares, bem como a orientação para a aprendizagem ao longo da vida, têm promovido mudanças no sector dos cuidados de saúde. Ao mesmo tempo, tem havido uma ênfase crescente na qualidade e consistência dos cuidados de saúde e um desejo de evitar tratamentos desnecessários. Outro factor tem sido o crescente envolvimento dos doentes na tomada de decisões em matéria de cuidados de saúde. Este facto foi amplamente saudado pela profissão. O factor determinante (e uma das principais razões para a introdução da EBD) é a enorme quantidade de informação actualmente disponível. Esta está disponível sob a forma de livros, revistas e na Internet. A quase ubiquidade da Internet e a sua facilidade geral de acesso tornam-na uma ferramenta útil e poderosa.

Na sua essência, a prática baseada na evidência (EBP) é um conjunto de métodos para recolher, destilar e aplicar rapidamente a melhor informação clínica na prática clínica. A abordagem consiste em cinco passos[11] (os 5As). Cada passo foi estudado para avaliar a sua eficácia educativa.

A abordagem baseada em provas

1. Fazer perguntas que podem ser respondidas (ASK)
2. Procurar as melhores provas (ACQUIRE)
3. Avaliação crítica das provas (APPRAISE)
4. Tradução de conhecimentos (APLICAR)
5. Avaliação dos resultados (ASSESS)

Prática baseada em provas :

- é uma abordagem estruturada para a tomada de decisões clínicas.
- Ajuda o praticante a encontrar, destilar e aplicar os melhores conhecimentos na prática clínica.
-

  dominar o problema da sobrecarga e incerteza da informação.

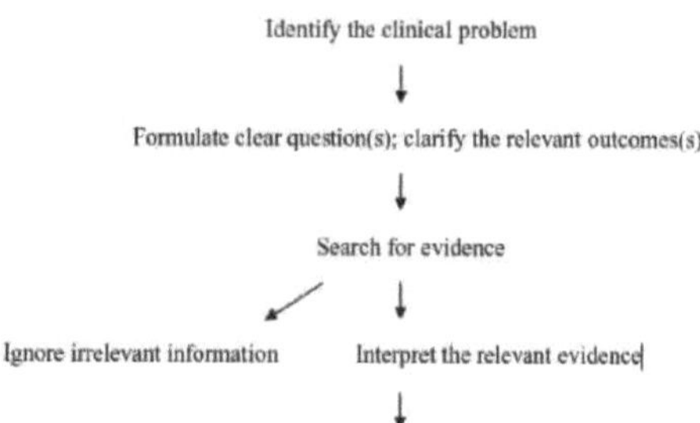

Figura 3: As principais etapas da medicina dentária baseada em provas[12]

Embora a maioria dos clínicos não esteja envolvida no desenvolvimento da prova, podem muito facilmente tornar-se utilizadores efectivos da prova. Deve salientar-se, contudo, que a EBP é uma abordagem activa e baseada em problemas para a aquisição e desenvolvimento de conhecimentos que precisa de ser praticada. Por conseguinte, é melhor aprendida e apreciada em pequenos grupos de trabalho e através de uma participação activa.

Capítulo 3 DESENHO DE DANOS

Uma das questões mais importantes quando se decide sobre um determinado tratamento é avaliar os potenciais riscos e benefícios do tratamento. Um quadro para a tomada de decisão baseada em provas inclui a formulação da questão clínica, depois a investigação, avaliação e revisão da aplicabilidade das provas ao paciente.

Hipócrates[13] acreditava que o objectivo da medicina era "ser o primeiro a não causar danos". Infelizmente, nenhuma intervenção é livre de riscos. Na maioria dos tratamentos, a possibilidade de dano é omnipresente. Isto pode variar desde reacções triviais, tais como desconforto ligeiro após a punção venosa, a situações de risco de vida (tais como danos iatrogénicos no nervo facial após cirurgia da glândula parótida), a situações de risco de vida (tais como hipoglicémia grave ou paragem cardíaca, etc.). Embora a maioria dos tratamentos não possa ser executada sem algum risco, é dever do médico reduzir este risco e avaliar honestamente as consequências negativas do tratamento, a fim de permitir aos doentes tomar decisões racionais sobre o seu tratamento. Precisamos de descrever os nossos fracassos com tanto zelo como os nossos sucessos, para que possamos aprender a evitá-los ou, pelo menos, minimizar as suas consequências. Os cuidados de saúde baseados em provas fornecem os instrumentos para alcançar este objectivo.

Para ilustrar o processo de aplicação da medicina baseada em evidências à quantificação de danos, o seguinte cenário clínico[13] pode ser considerado como um exemplo apropriado: Uma mulher de 62 anos de idade, após a menopausa, foi recentemente diagnosticada com periodontite crónica generalizada avançada. Ela recebeu tratamento não cirúrgico (ou seja, descamação e aplainamento radicular, higiene oral, reavaliação dos resultados do tratamento), mas persistiram problemas em algumas áreas (por exemplo, hemorragia, perda de fixação e profundidade de sonda de 6 mm) e o dentista geral encaminhou a paciente para um periodontista para avaliação e tratamento. O dentista sugeriu que o desbridamento cirúrgico poderia ser indicado nos sextantes posteriores da boca do doente. O periodontista examinou o doente e concordou com a avaliação do dentista. Contudo, o historial do doente inclui um factor de complicação. Ela tem osteoporose, para a qual toma alendronato há cinco anos. Os bisfosfonatos (PB), incluindo alendronato, têm sido associados à osteonecrose do maxilar, uma condição frequentemente referida como "osteonecrose do bisfosfonato do maxilar" (BOJ). Embora esta doença seja rara, em alguns casos tem consequências catastróficas.[13]

Num estudo recente[14] , foi relatado que mais de 25% dos pacientes do BRONJ necessitaram de cirurgia repetida. Em alguns pacientes, foram necessárias operações agressivas (e por vezes desfigurantes), tais como maxillectomia parcial e mandibulectomia, por vezes com consequências graves, tais como choque séptico.

Nesta situação, de que informações precisa para aconselhar devidamente a sua doente sobre os riscos e benefícios de tratar o seu estado? Este processo de decisão baseado em provas inclui a avaliação (1) dos riscos associados ao procedimento (ou seja, desbridamento de retalho aberto), (2) dos riscos associados ao tratamento alternativo (por exemplo, tratamento não cirúrgico adicional com ou sem ferramentas adicionais, como antibióticos) e (3) do risco de infecção periodontal na ausência de tratamento. No que diz respeito ao risco potencial de BRONJ de tratamento não cirúrgico ou de doença periodontal não tratada, não existem provas suficientes para avaliar este risco. Não foram notificados casos de BRONJ após tratamento periodontal não cirúrgico e, embora tenham sido notificados casos de BRONJ sem tratamento dentário, há poucas provas de doença periodontal pré-existente como factor de risco. Um grupo notificou doenças periodontais em 84% de uma série de 119 casos de BRONJ.

No entanto, os investigadores não definem o que é periodontite. Em 28% dos casos, a periodontite severa foi citada como um desencadeador, mas não é claro se a periodontite ocorreu ou não em combinação com outros factores de risco. Curiosamente, cerca de 25% dos casos ocorreram sem desencadear intervenção dentária ou traumatismo. Os casos notificados consistiram em pacientes encaminhados para o departamento cirúrgico do examinador e 43 casos bem documentados por colegas. Este estudo[14] tem um nível de evidência bastante baixo. Por conseguinte, os examinadores não podem tirar conclusões sobre se a doença periodontal não tratada é uma predisposição para o BRONJ. O risco de não intervenção provavelmente não é zero, mas é desconhecido. A fim de melhor cuidar do paciente hipotético, precisamos de encontrar provas que nos permitam quantificar o risco de BRONJ após a cirurgia periodontal. Isto pode ser feito encontrando e avaliando provas de alta qualidade sobre esta questão. Depois de avaliar as provas, o médico pode aconselhar melhor o paciente, que pode então decidir qual a melhor opção para ele.

O conceito e ferramentas para a avaliação crítica: Existem diferentes técnicas para a avaliação e apreciação crítica dos estudos de investigação, dependendo se abordam questões de tratamento/medidas preventivas, diagnóstico, etiologia ou prognóstico.[15] As questões relacionadas com o tratamento e as medidas preventivas são melhor respondidas em estudos de controlo aleatórios ou, melhor ainda, numa revisão/análise sistemática de estudos de controlo aleatórios.

Mesmo assim, é importante verificar se os resultados podem ser generalizados a todos os pacientes e é importante avaliar se os benefícios compensam quaisquer possíveis danos, custos adicionais ou inconvenientes. Por exemplo, a redução aberta e fixação interna (ORIF) é o padrão de ouro para o tratamento de fracturas maxilo-faciais, mas as placas e parafusos de titânio não estão facilmente disponíveis na Nigéria devido a restrições técnicas e financeiras.[16] No entanto, relatórios anteriores da Nigéria demonstraram resultados satisfatórios com métodos conservadores simples (hastes em arco e fios oculares) de redução fechada e fixação da articulação temporomandibular.

É importante que os clínicos reflictam sobre o facto de alguns doentes estarem em pior situação após o tratamento do que estavam antes. É dever de todos os prestadores de cuidados de saúde reduzir os riscos para os doentes, escolhendo terapias adequadas e informando os doentes dos riscos inevitáveis. Desta forma, os médicos podem cumprir o seu dever para com os seus pacientes. Os cuidados de saúde baseados em provas fornecem uma base para avaliar os riscos associados às diferentes opções de tratamento e para comunicar informações aos pacientes de uma forma útil e facilmente compreensível.

Capítulo 4 NECESSIDADE DE EVIDÊNCIA PRÓTESES DENTÁRIAS

Os prestadores de cuidados de saúde investem muito tempo e energia na aplicação cuidadosa dos conhecimentos para os seus pacientes. Os anos de estudo na escola são seguidos pela leitura conscienciosa de revistas especializadas e a frequência frequente de cursos de formação contínua. Todos estes conhecimentos são complementados pela aprendizagem através da prática e consulta de colegas respeitados. Não surpreendentemente, a prática baseada em provas parece ser uma evolução natural na aplicação do conhecimento e experiência acumulados por um médico. No entanto, este modelo de prática já não é suficiente. Os pacientes, as suas seguradoras, os tribunais e a comunidade científica exigem mais provas da eficácia das estratégias de cuidados de saúde.

A prática de basear as decisões clínicas na odontologia mais em provas de estudos clínicos e epidemiológicos do que em intuição e/ou opinião de especialistas tem sido amplamente adoptada nos últimos tempos. Tem sido denominada medicina baseada na evidência, e o desenvolvimento de directrizes clínicas baseadas na evidência clínica, na opinião dos pacientes e na opinião de peritos de áreas académicas relacionadas tem proporcionado uma integração adequada de conhecimentos em medicina e odontologia. Esta corrente da medicina baseada na evidência alterou significativamente o painel científico no que diz respeito à dentisteria protética, que era a principal área de desenvolvimento da medicina dentária, com a sua forte ênfase nas competências clínicas. Entre as muitas mudanças que a acompanharam, a definição de formatos para avaliações técnicas e a avaliação dos resultados dos tratamentos, especialmente com base na qualidade de vida relacionada com a saúde oral centrada no paciente (OHRQoL), tornou-se globalmente estabelecida.

Para além das decisões clínicas baseadas em orientações, a escolha dos tratamentos dentários deve ser optimizada tendo em conta os factores de risco biopsicossociais de cada paciente. Por conseguinte, o foco está actualmente no diagnóstico destes factores, e a integração da ciência entre a medicina e a odontologia também tem sido fortemente promovida. Por outro lado, a integração da implantologia oral com a prótese levou a uma tendência decisiva para terapias biológicas e para a ciência em prótese. Por exemplo, tem sido dada grande importância e interesse aos mecanismos biológicos subjacentes ao processo de osteointegração/desintegração dos implantes dentários. Do mesmo modo, as respostas biológicas dos tecidos protéticos, ligamentos periodontais, osso alveolar em redor dos implantes dentários e cartilagem articular da articulação temporomandibular a factores prejudiciais como a carga mecânica excessiva, tornaram-se tópicos importantes na investigação protética.

Muitos investigadores estão a tentar compreender os mecanismos biológicos/patológicos das perturbações da ATM, disfagia resultante de patologias/alterações do sistema nervoso central, a ligação entre a perda de dentes e a demência e a influência das infecções orais em doenças sistémicas como a pneumonia e a dor neuropática na região orofacial. Além disso, novas modalidades de engenharia de tecidos utilizando células estaminais mesenquimais ou células estaminais pluripotentes induzidas (iPS) colhidas da medula óssea ou tecido dentário serão desenvolvidas como métodos de tratamento inteiramente novos em medicina e odontologia.

Além disso, os avanços nas tecnologias da informação e na fisiologia clínica permitiram grandes avanços na identificação dos factores de risco e na recolha de outras bio-informações, inclusive no campo clínico. A tecnologia digital tridimensional provou ser uma ferramenta revolucionária que mudou completamente as abordagens ao diagnóstico e tratamento protético. A investigação e o desenvolvimento no campo da tecnologia CAD/CAM, da odontologia adesiva e dos novos materiais cerâmicos tornaram-se também tópicos importantes em prótese. Por outras palavras, biomateriais, biotecnologia, biónica, bioinformática e tecnologia da informação, bem como epidemiologia clínica, estão a levar-nos para uma era totalmente nova de próteses.

Há uma quantidade esmagadora de provas de organizações de investigação e políticas, mas não há nenhuma organização que recolha e avalie todas estas provas. Os avanços na medicina dentária são geralmente publicados primeiro em revistas de medicina dentária. Para se manterem a par dos novos resultados da investigação, os profissionais de saúde precisam de ter a certeza de que podem ler e avaliar as publicações dentárias. A leitura da literatura científica actual para se manterem a par dos novos desenvolvimentos pode parecer tediosa e difícil de conciliar com uma pesada carga de trabalho clínico. Felizmente, a literatura dentária pode tornar-se uma ferramenta prática útil e compreensível se se souber interpretar os resultados da investigação e se se tiver alguma prática na leitura da literatura de uma forma estruturada. A investigação clínica permite-nos tomar decisões sobre as causas e tratamentos da doença, tendo em conta as diferenças naturais entre indivíduos. A odontologia baseada em provas é baseada na investigação clínica.

Na prática clínica, onde é adoptada uma abordagem baseada na evidência dos dados e testes de diagnóstico, a EBD fornece conhecimentos ao clínico para que este possa utilizar os testes oferecidos pela profissão médica de uma forma mais diferenciada. Existem trade-offs e incertezas na realização de um diagnóstico, mas estes podem ser compreendidos e controlados. Em primeiro lugar, o médico deve compreender o significado da prevalência da doença e atribuir ao doente uma probabilidade inicial de ter a doença. Depois, o médico deve decidir se são necessárias outras medidas ou testes de diagnóstico. Em caso afirmativo, o teste apropriado deve ser escolhido com base na capacidade do teste de rever a probabilidade inicial do pré-teste. Se um teste de diagnóstico for positivo, o médico precisa de saber a probabilidade de uma doença estar realmente presente. Ele ou ela também precisa de saber a probabilidade de uma doença estar realmente presente se o resultado do teste for negativo. O médico sábio calcula as probabilidades pós-teste antes do teste e baseia as decisões de tratamento nos resultados do teste, de acordo com os limiares de teste e de tratamento de teste previamente estabelecidos.

Há várias razões para estar interessado neste novo paradigma.[17] Em primeiro lugar, a explosão da literatura protética torna virtualmente impossível acompanhar as leituras actuais. Não só é impossível subscrever todas as revistas e tentar ler todos os números, como também é desfocado e, portanto, uma perda de tempo. Em segundo lugar, a exactidão científica na literatura clínica dentária está a mudar para melhor com a introdução, ainda que gradual, de novos desenhos de investigação. O uso crescente de ensaios aleatórios e a ênfase na metodologia de investigação tem resultado em provas muito mais fortes. Do mesmo modo, a introdução da revisão sistemática e meta-análise de uma série de estudos bem concebidos melhorou a nossa capacidade de tirar conclusões dos estudos que, individualmente, tinham um tamanho de amostra demasiado pequeno para permitir uma conclusão definitiva. O resultado é uma melhoria e uma gama muito mais vasta de provas à disposição do leitor. Em terceiro lugar, se não se consegue acompanhar o ritmo de leitura e diferenciar entre provas fracas e fortes, como se pode evitar a "regressão"? Tanto na medicina como na odontologia[18] , há provas de que as competências clínicas se deterioram à medida que os anos passam desde a graduação. Na medicina dentária, não tem sido possível encontrar um modelo de formação que tenha sido demonstrado para evitar o deslizamento para uma prática de pior qualidade. Na medicina, no entanto, foi demonstrado que a EBP pode evitar tal mudança.

A prática baseada em provas é um novo nível de sofisticação na prática dentária. As actuais competências e avaliações clínicas ainda são necessárias, e ainda é possível pesquisar na literatura as melhores provas de um tratamento. No entanto, as provas da odontologia e das próteses maxilo-faciais mostram uma diversidade de tratamentos que só pode ser justificada com base em pequenas séries de casos e relatórios de casos[19] . Os conhecimentos adquiridos em medicina sugerem que a prática baseada em evidências influencia as decisões clínicas e preserva a competência clínica. Existem formas de obter literatura de forma eficaz e eficiente, sendo necessárias competências específicas para a rever criticamente para determinar o seu valor probatório. Estas competências precisam de ser desenvolvidas e tornadas uma parte central dos programas de formação de especialistas médicos. A actual fraqueza do sistema parece ser a qualidade metodológica da literatura. Com pacientes mais exigentes e leitores mais exigentes, os editores e autores serão forçados a fornecer resultados de investigação mais rigorosos.

Num estudo[20] , 47% das pesquisas bibliográficas sobre problemas de doentes tiveram um impacto nas decisões clínicas, embora a informação obtida a partir destas pesquisas fosse bastante escassa. Outra análise[21] mostrou que o desempenho médico e os resultados dos pacientes melhoraram quando foi utilizado um sistema informatizado para apoiar as decisões clínicas. Estes estudos sugerem que a utilização do EBP tem um impacto directo no tratamento de pacientes. Tendo considerado estes aspectos, deve ficar claro que há pouco espaço para não desenvolver as capacidades da EBP.

Capítulo 5 COMO PRÁTICAR

A prática da medicina dentária envolve muitos desafios diários. Manter-se actualizado com novos materiais e técnicas, satisfazer as muitas exigências de uma pequena empresa e cumprir uma multiplicidade de obrigações profissionais - todos competem pelo tempo e atenção de um dentista. No entanto, o maior desafio que os dentistas enfrentam é fornecer cuidados dentários de alta qualidade, competentes, sensíveis e eficazes.

A Internet e o fácil acesso à informação sobre saúde criou consumidores que exigem os testes e tratamentos "mais recentes". A sociodemografia, os costumes culturais associados e os valores dos doentes estão a mudar. Os médicos estão sobrecarregados com informações, muitas das quais são contraditórias, imprecisas ou não comprovadas. A necessidade de informação fiável e as possibilidades sem precedentes de acesso à mesma levaram a uma "mudança de paradigma" na forma como os cuidados de saúde são prestados.

Os cuidados baseados em provas são um movimento global em todas as disciplinas das ciências da saúde. Representa uma mudança filosófica na abordagem à prática - uma mudança que coloca a evidência acima da opinião e, ao mesmo tempo, o julgamento acima da obediência cega às regras. Esta abordagem faz a ponte entre a investigação e os cuidados diários do paciente. A prática baseada na evidência é um processo de enquadrar um problema clínico como uma questão, utilizando uma estrutura sistemática para encontrar e avaliar resultados de investigação relevantes, e combinando esta informação com a experiência clínica para tomar decisões clínicas. Para compreender o conceito de EBD, é útil esclarecer o que não é. Não se trata de uma abordagem "livro de receitas" para a prática[22]. A EBD requer a integração das melhores provas com os conhecimentos clínicos e as preferências dos pacientes, e por isso informa o juízo clínico, mas nunca o substitui. Os cuidados de saúde baseados em provas reconhecem o complexo ambiente em que as decisões clínicas são tomadas, e a importância das circunstâncias, crenças, atitudes e valores individuais do paciente.

Um equívoco comum é que a prática baseada em provas é impraticável ou ineficaz na ausência de ensaios controlados aleatorizados. Embora os ensaios aleatórios sejam o "padrão de ouro" para avaliar intervenções terapêuticas, podem não estar disponíveis ou podem não ser o desenho de investigação apropriado para responder a outros tipos de questões clínicas. A prática baseada em provas é uma abordagem prática para a resolução de problemas clínicos. Implica a procura da melhor evidência disponível, a avaliação da sua validade e a utilização de "regras de evidência"[22] para classificar a evidência de acordo com a sua força.

Afinal de contas, a prática baseada em provas não é algo que todos já utilizam na sua prática diária. O facto de os resultados da investigação científica constituírem a base do conhecimento e terem sido sempre a base de uma prática dentária sólida é inegável. No entanto, o contexto de mudança que tornou possível a utilização da EBD é a revolução electrónica. Os resultados da investigação podem agora ser facilmente acedidos pelos dentistas ou pacientes a nível das bases. Como a qualidade dos relatórios de investigação e, por conseguinte, a exactidão das conclusões tiradas varia muito, são necessárias ferramentas para ajudar os dentistas a interpretar e aplicar correctamente os conhecimentos. Face à sobrecarga de informação e ao tempo limitado disponível para rever a literatura, a abordagem baseada em provas provou ser valiosa e eficaz para separar a informação verdadeiramente importante da que não é importante para a tomada de decisões clínicas.

COMO PRATICAR A ODONTOLOGIA BASEADA EM PROVAS

A odontologia baseada em provas consiste em fazer perguntas. Estas podem surgir de diferentes maneiras:

- As que são desencadeadas pelo tratamento de um único paciente. O médico pode estar interessado em alguém com sintomas clínicos ou pode querer aconselhar sobre um aspecto particular da prevenção (por exemplo, o médico diagnosticou um paciente com gengivite, a melhor forma de o tratar).
- Um paciente quer que o médico forneça informações sobre um aspecto particular da odontologia (por exemplo, se deve usar uma escova de dentes manual ou uma escova de dentes eléctrica).
- O médico pode estar interessado num determinado tópico que tenha discutido com um colega ou lido em revistas ou outros meios de comunicação social (por exemplo, um colega diz-lhe que há um novo tratamento para a periodontite e ele quer saber mais).

A. A questão

Para preencher as lacunas de conhecimento, o profissional ocupado precisa de uma estratégia que lhe permita obter o máximo de informação no menor espaço de tempo. As questões sobre dor não localizada, dentes periodontalmente afectados, materiais restauradores na região posterior e terceiros molares são vagas. Não definem o que o praticante quer realmente saber sobre estes tópicos. Independentemente do que levou o médico a procurar informações, o passo seguinte é definir claramente a questão. O objectivo é relevante? É relevante para o tratamento de pacientes? Terá impacto na prática? Todas estas são questões a considerar ao formular a pergunta, pois ajudarão a focar a pesquisa bibliográfica e também a interpretação da informação encontrada.

O objectivo da investigação enquadra-se numa ou mais das seguintes categorias de investigação[12] :

- Controlo e vigilância da saúde oral e da doença
- Identificação das causas de doença ou factores de risco de doença
- Reconhecimento e diagnóstico de doenças
- Prevenção de doenças
- Avaliação de tratamentos de doenças

O paciente é um membro de uma população geralmente descrita por demografia, diagnóstico, sintoma ou exposição. O doente, por exemplo[23] , pode ser um homem na casa dos cinquenta que fuma e se queixa de dentes soltos. Alguns destes factores podem não ser relevantes, mas os factores relevantes são as características que definem a população de interesse. Uma intervenção descreve a acção pretendida, que é geralmente um teste diagnóstico, tratamento ou exposição. A intervenção alternativa serve como referência contra a qual o teste ou o tratamento de interesse é comparado. Por exemplo, as próteses fixas suportadas por implantes poderiam ser comparadas com as sobredentaduras suportadas por implantes. Finalmente, o resultado é o resultado desejado do teste ou tratamento, ou o infeliz evento que deve ser evitado, como o diagnóstico de periodontite apical, eficiência mastigatória ou falha do implante.

A filtragem do melhor artigo dos títulos encontrados não deve demorar mais de 1-2 minutos. Assim, todo o processo de procura das melhores provas não deve demorar mais do que 5 minutos. Nas práticas médicas em que a prática baseada em provas é rotineira, este processo pode ser concluído em menos de um minuto.[24] Evidentemente, a avaliação não poderia ter sido concluída tão rapidamente sem os detalhes específicos estabelecidos na pergunta. A pergunta focava os termos de pesquisa e facilitava a identificação das provas mais fortes, que abordavam directamente o problema do paciente, a partir dos títulos encontrados. Forneceu ao dentista provas boas (mas não obrigatórias) para apoiar uma resposta ao doente. Além disso, o dentista recebeu novas informações para utilizar na próxima vez que surgisse o problema da diminuição do suporte de implantes. O dentista beneficiou assim da satisfação de identificar rapidamente novos conhecimentos e da confiança que advém da sua aplicação. Além disso, a informação ofereceu ao dentista uma pequena mas importante salvaguarda contra a deterioração do juízo clínico.

B. Pesquisa de informação

Existem muitas fontes de informação sobre os tratamentos dentários e as causas das doenças orais. Os artigos publicados em revistas médicas e dentárias podem agora ser facilmente pesquisados online através de bases de dados electrónicas, como o Medline.[25] Organizações como o National Institute for Clinical Excellence produzem resumos de conhecimentos sobre terapias específicas e orientações sobre a sua utilização. Também pode ser contactado por representantes de empresas dentárias que fornecem literatura sobre os seus produtos.

As provas encontradas na literatura provêm de diferentes tipos de estudos que utilizam diferentes métodos:

- Estudos observacionais
    - Inquérito transversal
    - Estudo de coorte
    - Estudo de caso-controlo
- Estudos de intervenção

- Ensaio clínico
- Avaliações
    - Controlos sistemáticos
    - Avaliações narrativas

C. Interpretar as provas

Esta é a etapa mais difícil e demorada, pois temos de ler os artigos e compreender as conclusões, o que é essencial para avaliar as provas. Com um grande número de artigos a passar, por vezes saltamos para a conclusão do artigo para formular a nossa opinião e interpretação do estudo, mas de tempos a tempos temos visto que a conclusão não é bem apoiada pelo resultado, além disso, é uma interpretação muito subjectiva dos resultados por parte do autor do estudo. Embora os investigadores tentem apresentar os seus resultados de forma imparcial, pode haver um desejo natural de realçar os aspectos positivos dos resultados e de minimizar quaisquer aspectos negativos.

Três aspectos são fundamentais para a interpretação dos resultados da investigação:[12]
(1) A *dimensão* do efeito de um tratamento (ou exposição). O efeito é suficientemente grande para ser clinicamente significativo?
(2) Os resultados observados são um efeito real ou antes um *resultado aleatório?*
(3) Os resultados da investigação são sempre baseados numa *amostra de* pessoas (ou objectos). Obteríamos resultados semelhantes se retirássemos outra amostra?

D. Agir com base em provas

As informações obtidas a partir da avaliação das provas devem então ser consideradas no contexto da pergunta que o levou a realizar a investigação. A prática da odontologia baseada em provas é relativamente simples, mas requer uma abordagem ordeira. Os dentistas precisam de recolher e rever a informação dos pacientes, da literatura, dos colegas e dos profissionais, e decidir a melhor forma de a utilizar. Alguns sinais e sintomas podem ser inexplicáveis, alguns podem ser difíceis de tratar, ou o paciente pode simplesmente querer discutir um plano de tratamento que tenha sido recomendado, mas em relação ao qual não tem a certeza. Por conseguinte, é importante adoptar uma abordagem sistemática da prática da medicina dentária baseada em provas. Uma compreensão da metodologia facilita o processo e uma abordagem lógica do problema permite tomar uma decisão informada sobre o melhor caminho a seguir. A odontologia baseada em provas melhora a segurança e o bem-estar dos pacientes.

NÍVEIS DE EVIDÊNCIA :

As provas em medicina são geralmente divididas em cinco níveis hierárquicos e frequentemente representadas sob a forma de pirâmide, com o "nível mais baixo/mais baixo de provas" na base e o "nível mais forte ou mais alto de provas" no topo. Esta gradação tem sido utilizada por várias autoridades sanitárias em todo o mundo.

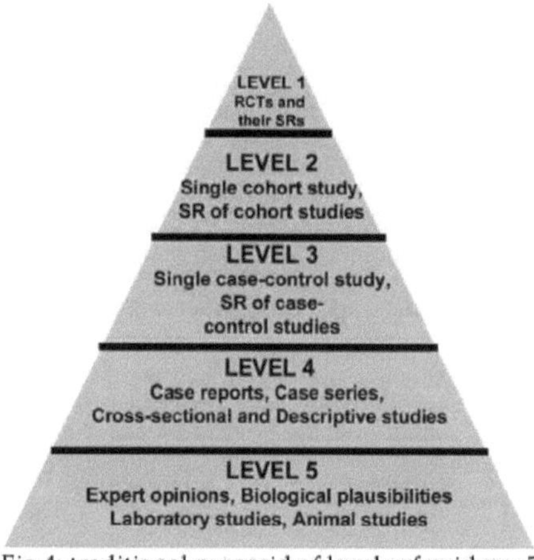

Fig 4: traditional pyramid of levels of evidence[5]

Embora os 5 níveis hierárquicos de evidência e a representação em pirâmide possam ser populares na medicina, a aplicabilidade deste paradigma às próteses é questionável, uma vez que poucos artigos em próteses incluem ensaios controlados aleatórios (RCTs) e grandes estudos de coorte, o que significa que a maioria da prática clínica actual em próteses se baseia em "fraca evidência". Além disso, existem dois elementos críticos que são importantes para as próteses, mas não são considerados na pirâmide baseada em provas: o tamanho da amostra e a duração do estudo. Como discutido anteriormente, ambos estes elementos podem ter uma influência significativa na forma como a evidência afecta a prática clínica. Por exemplo, os resultados de um estudo de coorte ou caso-controlo com um tamanho de amostra muito grande e/ou acompanhamento a longo prazo em coroas totalmente em cerâmica podem ter uma maior influência nas decisões clínicas do que os resultados de um TCR com um tamanho de amostra pequeno e acompanhamento curto. Neste cenário, um ECT, embora considerado o "nível mais elevado de evidência", não seria utilizado pelos clínicos para tomar decisões seguras. Além disso, importantes descobertas médicas têm origem em estudos de coorte e caso-controlo, que muitos consideram ser formas de evidência "mais fracas". Os termos "fraca" e "forte" são subjectivos e exclusivos e não levam a uma avaliação imparcial da melhor evidência disponível em próteses. Por conseguinte, uma

propõe uma abordagem alternativa à literatura protética. O paradigma proposto compreende um espectro horizontal que engloba três níveis de provas - provas preliminares, provas substanciais e provas progressivas.

APRESENTAÇÃO EVIDÊNCIA	SUBSTANTIV EVIDÊNCIA	PROGRESSIVO EVIDÊNCIA
- Opiniões baseadas em peritos/experiência - Estudos laboratoriais e com animais - Relatos de casos e séries de casos	- Estudos de corte transversal - Estudos descritivos - Estudos de caso-controlo - Estudos de coorte	- Ensaios controlados aleatorizados - Revisões sistemáticas e meta-análises apenas de RCTs - Revisões sistemáticas e meta-análises de todos os ensaios clínicos

Fig. 5: O novo paradigma proposto compreende um espectro horizontal com 3
níveis de evidência[5]

Capítulo 6 RECURSOS DE ESTUDANTES

Na investigação sobre seres humanos, temos duas opções: podemos conduzir uma experiência ou observar o que acontece sem intervir. Em alguns estudos, podemos simplesmente estar interessados em descrever a prevalência de doenças ou outras características da população estudada. Em outros estudos, estamos interessados em estabelecer ligações entre a doença e outro factor, seja um factor de risco ou um tratamento. Os ensaios clínicos são utilizados para estudar a eficácia dos tratamentos e medidas preventivas, enquanto que os estudos observacionais são geralmente utilizados para identificar factores de risco e causas de doença. Nestes estudos, o efeito de uma exposição ou tratamento sobre um resultado é examinado (Caixa 1). Todos os estudos em humanos estão sujeitos a considerações éticas. Embora seja teoricamente possível estudar o efeito dos factores de risco de doença utilizando ensaios clínicos, na prática não realizamos experiências que possam causar danos deliberadamente a algumas pessoas. Em ensaios clínicos, só é eticamente aceitável atribuir aleatoriamente pessoas a diferentes tratamentos se não tivermos a certeza de qual deles é mais eficaz. Antes de os sujeitos darem o seu consentimento para participar num estudo, devem, por razões éticas, estar suficientemente informados sobre o estudo, os seus objectivos e as suas consequências para os participantes. A obtenção do consentimento do paciente é um requisito legal para um ensaio clínico.

Type o	Estudo	Exposição ou tratamento		Resultado
Experimental	Ensaio clínico	para estudar os efeitos de Acupunctura	em	Dor
	Ensaio clínico	para estudar os efeitos de Gases suavizantes	em	Tratamento bem sucedido
Observationa	Estudo de coorte	para estudar os efeitos de Fumar	em	Periodontitis
	Estudo de caso-controlo	para estudar os efeitos de Recheios de amálgama	em	Esclerose múltipla
	Estudo de corte transversal	para estudar a ligação entre Ano de estudo		e Consumo de álcool

Quadro 2: Tipos de estudos em termos de exposição, tratamento e resultados. [12]

Existem duas abordagens básicas para avaliar se uma exposição está relacionada com um determinado resultado: a abordagem experimental e a abordagem observacional. A abordagem experimental é talvez mais familiar aos clínicos, uma vez que é a abordagem utilizada para estudos em investigação assistida por laboratório. Numa experiência, os investigadores estudam os efeitos da mudança de um factor que eles podem controlar. Por exemplo, os investigadores pegam numa ninhada de ratos e seleccionam aleatoriamente metade deles para serem expostos a uma suspeita de carcinogenicidade e depois registam a frequência com que o cancro se desenvolve em cada grupo[26] . O equivalente a esta experimentação animal em humanos seria seleccionar um grupo de indivíduos, expor aleatoriamente metade deles a um agente patogénico suspeito, e depois comparar a incidência da doença nos indivíduos expostos e não expostos. Por razões éticas, seria impossível realizar um estudo deste tipo sobre indivíduos humanos. Contudo, é possível conduzir um estudo para ver se a eliminação de tal exposição resulta numa redução da incidência e mortalidade subsequentes. Por esta razão, os estudos experimentais em epidemiologia estão limitados a intervenções que se pensa terem um benefício potencial.

Um grande problema com os estudos observacionais é que os grupos observados podem diferir em muitas outras características, para além das estudadas. Por exemplo, pessoas em diferentes profissões podem diferir não só na sua exposição a riscos profissionais, mas também noutras características do estilo de vida, tais como o seu contexto socioeconómico, estado de saúde, aptidão profissional, hábitos de fumar e beber, e muitos outros factores. Devido a estes factores confusos e frequentemente incomensuráveis, o papel de uma determinada exposição em investigação é mais difícil de determinar do que em estudos experimentais. Os estudos epidemiológicos podem, portanto, ser geralmente classificados como estudos de intervenção ou de observação. Dentro de cada uma destas duas amplas categorias, os estudos podem ser ainda subdivididos.

O tipo de estudo que devemos procurar depende da pergunta a que precisamos de responder.

Quadro 3: Concepção de estudo mais apropriada para responder a uma pergunta[11]

Problema clínico	Concepção do estudo mais apropriado
Tratamento/prevenção, etiologia	RCT
Previsão	Estudo de coorte individual inicial com >80% de seguimento
Diagnóstico	Validação de um estudo de coorte com boas normas de referência
Estudo sobre diagnóstico diferencial/prevalência de sintomas	Estudo de coorte prospectivo com bom seguimento
Economia e tomada de decisões	análise baseada em custos clinicamente razoáveis ou
Análise	alternativas; análise(ões) sistemática(s) de provas, incluindo análises de sensibilidade de múltiplas partes interessadas
Aceitação, adequação e qualidade dos cuidados, razões para a descontinuidade do tratamento	Estudos qualitativos

I. Conceitos de observação

A. Estudos exploratórios - estes são utilizados quando o nível de conhecimento do fenómeno é baixo: pequena escala e duração limitada. O seu objectivo é a exploração de uma área desconhecida.

B. Estudos descritivos - (frequentemente inquéritos), também conhecidos como investigação estatística, descrevem os dados e características da população ou fenómeno em estudo. No entanto, não respondem a perguntas como como como/quando/quando surgiram as características, como é o caso na investigação analítica. Embora a descrição dos dados seja factual, exacta e sistemática, a investigação não pode descrever o que causou uma situação. Por conseguinte, a investigação descritiva não pode ser utilizada para estabelecer uma relação de causa e efeito na qual uma variável influencia outra.

C. Estudos analíticos - são utilizados para testar hipóteses: pequena/grande escala.

Exemplos: Séries de casos clínicos: geralmente uma série consistente e consecutiva de casos de uma doença (ou problema semelhante) da prática de um ou mais profissionais de saúde ou do ambiente dos cuidados de saúde.

As séries de casos clínicos são de grande valor em epidemiologia para :

- Revisão dos sintomas, sinais e testes preditivos
- Criar definições de casos
- Formação clínica, auditoria e investigação
- Investigação em saúde
- Criação de perfis de segurança

O que deve ter em atenção?

- O diagnóstico (definição do caso) ou, em caso de morte, a causa da morte
- A data em que a doença ou morte ocorreu (hora)
- O local onde a pessoa viveu, trabalhou, etc. (localização)
- Características da população (pessoa)
- a possibilidade de recolher dados adicionais dos registos médicos (possivelmente através de ligação electrónica de dados) ou directamente do titular dos dados
- Tamanho e características da população em risco

Quem, o quê, porquê, quando, onde

1. Quem tem a doença em questão?
2. Qual é a condição ou doença que está a ser examinada?
3. Porque é que a condição ou doença ocorreu?
4. Onde é que a doença ou condição se manifesta ou não?

Conclusão:

- Relatórios de casos e séries de casos podem ser bem recebidos e ter uma influência considerável na literatura subsequente e eventualmente na prática clínica.

- Em muitos casos, seguiram-se estudos clínicos.
- Frequentemente relatam doenças raras para as quais os estudos podem não ser viáveis.
- Forte tendência para a publicação de resultados positivos

Estudos de coorte

Os estudos de coorte são estudos observacionais em que o ponto de partida é a selecção de uma população ou coorte de estudo. São recolhidas informações para determinar quais os membros desta coorte que estão expostos ao factor de interesse. Toda a população é então seguida ao longo do tempo e a ocorrência da doença em indivíduos expostos é comparada com a ocorrência em indivíduos não expostos. Este tipo de estudo observacional é mais semelhante aos estudos de intervenção, excepto que a atribuição dos sujeitos à exposição não é controlada pelo investigador. Um estudo de coorte é uma forma de estudo observacional longitudinal. Começa com um grupo de pessoas que ainda não contraíram a doença, faz medições iniciais, e depois segue-as ao longo do tempo para determinar se são utilizadas correlações para determinar o risco absoluto de doença do sujeito. Um coorte é um grupo de pessoas que partilham uma característica ou experiência comum (por exemplo, nascer, ser exposto a um medicamento, vacina ou poluente, ou ser submetido a um procedimento médico específico) durante um período de tempo. Assim, um grupo de pessoas nascidas num determinado dia ou durante um determinado período, por exemplo, em 1948, constitui uma coorte de nascimento. O grupo de comparação pode ser a população geral da qual a coorte é extraída, ou outra coorte de pessoas que se presume terem pouca ou nenhuma exposição à substância em estudo, mas que de resto são semelhantes. Também é possível comparar subgrupos dentro da coorte. Um exemplo de uma questão epidemiológica que pode ser respondida utilizando um estudo de coorte é: a exposição a X (por exemplo, fumar) está relacionada com o resultado Y (por exemplo, cancro do pulmão)? Num tal estudo, um grupo de fumadores e um grupo de não fumadores (o grupo não fumador) são recrutados e seguidos durante um período de tempo a fim de encontrar diferenças na incidência de cancro do pulmão entre os grupos no final do período.

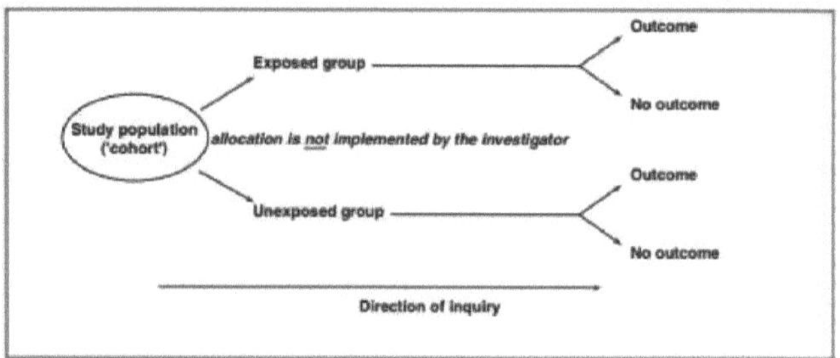

Fig. 6: Esboço de um estudo de coorte[27]

- Geralmente muito caro
- Denominador completo da população
- Pode calcular taxas de incidência ou riscos e as suas diferenças e relações
- Prático para o rastreio de muitas doenças

Estudos de caso-controlo

Os estudos de controlo de casos são estudos observacionais em que o ponto de partida é a identificação de "casos" da doença (ou condição) de interesse e "controlos" apropriados sem essa doença (ou condição). Os casos e controlos são então comparados para determinar se existem diferenças na exposição passada aos factores de risco hipotéticos. Este é um tipo de estudo em que dois grupos existentes que diferem nos resultados são identificados e comparados com base numa característica causal presumida. Os estudos de controlo de casos são frequentemente utilizados para identificar factores que podem contribuir para uma doença, comparando sujeitos que têm a doença ("casos") com pacientes que não têm a doença mas que de outra forma são semelhantes ("controlos").

- Geralmente mais barato
- Amostras da população inicial

- Normalmente só pode calcular a relação entre taxas de incidência ou riscos
- Prático para o estudo de muitas exposições

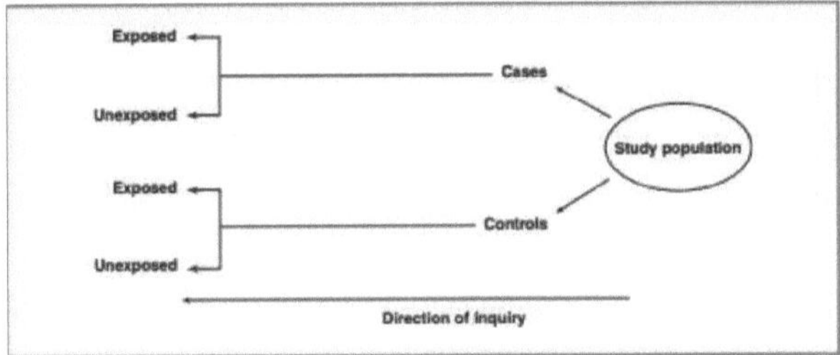

Fig. 7: Esboço de um estudo de caso-controlo.[27]

A principal diferença entre os métodos de coorte e de caso-controlo é a selecção dos participantes no estudo. Num estudo de coorte, os sujeitos são inicialmente seleccionados para estarem livres de doenças e depois seguidos durante um período de tempo prolongado. Em contraste, no método de controlo de casos, os sujeitos são seleccionados com base na presença ou ausência da doença de interesse (ou algum outro resultado). Os estudos de caso-controlo são particularmente adequados ao estudo de doenças raras, tais como o cancro. Um estudo de coorte exigiria seguir um grande número de pessoas durante um longo período de tempo, a fim de recolher casos suficientes de uma doença rara. Os métodos de caso-controlo são também mais adequados para o estudo de doenças com um longo período de indução. Isto porque o estudo de caso-controlo começa com indivíduos que já desenvolveram a doença em questão, de modo que não há necessidade de esperar entre a exposição e a manifestação da doença, como nos estudos de coorte.

Estudos de corte transversal

Um estudo transversal é um estudo descritivo em que a doença e o estado de exposição são medidos simultaneamente numa dada população. Num estudo transversal, uma amostra de indivíduos é seleccionada a partir de uma população previamente definida e contactada num dado momento, a fim de obter simultaneamente informações sobre a(s) exposição(ões) de interesse e o(s) resultado(s). Os estudos transversais podem ser vistos como um "instantâneo" da frequência e características de uma doença numa população num dado momento. Este tipo de dados pode ser utilizado para avaliar a prevalência de doenças agudas ou crónicas numa população. No entanto, como a exposição e o estado da doença são medidos ao mesmo tempo, pode não ser possível distinguir se a exposição precedeu ou seguiu a doença, pelo que as relações causais não são certas.

Para este tipo de estudo, é essencial assegurar que a amostra de pessoas que participam no estudo seja representativa de toda a população sobre a qual os resultados devem ser extrapolados. Caso contrário, os resultados serão distorcidos por um enviesamento de selecção. A melhor protecção contra o enviesamento de selecção é a utilização de métodos de amostragem aleatória. Estes métodos garantem que só o acaso determina quem está incluído na amostra e quem não está. Os inquéritos transversais são geralmente utilizados para estimar a prevalência de doenças comuns com uma duração relativamente longa. Para o estudo de doenças como o cancro, esta concepção não é apropriada, uma vez que uma população muito grande teria de ser inquirida para identificar casos suficientes para tirar quaisquer conclusões. Além disso, os casos de cancro prevalecentes são uma amostra tendenciosa de todos os casos, em que aqueles com longos períodos de sobrevivência tendem a estar sobre-representados. Os inquéritos transversais são principalmente utilizados na epidemiologia do cancro para estudar a distribuição e os determinantes de doenças gerais, tais como infecções por papilomavírus humano ou nevos de pele, que se sabe (ou suspeita) estarem relacionadas com o cancro. Estes tipos de estudos também têm sido utilizados para examinar a distribuição e os determinantes de comportamentos de risco conhecidos (ou potenciais), tais como fumar ou o uso regular de um leito de bronzeamento. Estes estudos são relativamente simples de realizar e demorados, uma vez que não requerem acompanhamento dos participantes no estudo. A sua principal desvantagem é que, tal como nos estudos de controlo de casos, não é possível determinar se o resultado seguiu a exposição ao longo do tempo ou se a exposição causou o resultado, uma vez que a informação sobre a exposição e o resultado é recolhida ao mesmo tempo.

II. **Estudos experimentais**

Ensaios controlados aleatórios/ Ensaios aleatórios

Estes são estudos de coorte em que a atribuição a grupos de tratamento e controlo é feita através de um processo aleatório, semelhante a um lançamento de moeda. A atribuição aleatória é útil na redução de "enviesamento de selecção" e "atribuição incorrecta", particularmente quando combinada com atribuição oculta. Por serem experiências, os estudos aleatórios podem também cegar participantes e supervisores, reduzindo assim o 'enviesamento de desempenho'.

III. Estudos qualitativos[28]

Em regra, a investigação qualitativa não é preditiva. Independentemente do estudo e do método, a forma, quantidade e âmbito dos dados devem ser derivados do problema, método, tópico e objectivos escolhidos e, num processo contínuo, a partir dos dados. A concepção da investigação é, portanto, simultaneamente um desafio e um pré-requisito, mas é o elemento menos discutido e criticado de muitos estudos qualitativos.

Qualitativamente	Quantitativo
<ul><li>Compreensão</li><li>Entrevista com observação</li><li>Descoberta de molduras</li><li>Texto (palavras)</li><li>Desenvolvimento teórico</li><li>A qualidade dos informadores é mais importante do que o tamanho da amostra</li><li>Subjectivo</li><li>Conhecimento integrado</li><li>Modelos de análise: fidelidade ao texto ou às palavras dos inquiridos</li></ul>	<ul><li>Previsão</li><li>Inquérito/questionários</li><li>Estruturas existentes</li><li>Digital</li><li>Exame teórico (experimental)</li><li>Tamanho da amostra, um grande problema para a fiabilidade dos dados</li><li>Objectivo</li><li>Público</li><li>Modelo de análise: paramétrico, não paramétrico</li></ul>

Quadro 4: Diferença entre estudos qualitativos e quantitativos.

IV. Controlos sistemáticos

Estes estudos incluem pesquisas sistemáticas da literatura para identificar, avaliar e resumir todas as pesquisas relevantes. Devem ser realizados independentemente da concepção do estudo e a sua justificação baseia-se no princípio científico da replicação e na boa prática científica simples. Uma revisão sistemática é uma visão abrangente de um tópico, na qual se tem o cuidado de identificar todos os estudos relevantes publicados e não publicados com o mais alto nível de evidência, de avaliar cada estudo, de resumir os resultados de cada estudo de forma imparcial, clara e reprodutível, e de apresentar um resumo equilibrado e imparcial dos resultados com a devida atenção a quaisquer lacunas nas provas. Desta forma, pode ser utilizado para avaliar as tecnologias e práticas existentes ou novas.

Uma revisão sistemática é mais rigorosa do que uma revisão da literatura tradicional e procura reduzir a influência do enviesamento. Para o conseguir, uma revisão sistemática segue um processo formal:

- Pergunta de investigação claramente formulada

- A literatura publicada e não publicada (conferências, relatórios de empresas, "relatórios de gaveta", etc.) é cuidadosamente analisada para resultados de investigação relevantes.

- A investigação identificada é avaliada de acordo com uma metodologia explícita

- Os resultados da avaliação crítica de cada estudo são combinados

- Os resultados finais são contextualizados, abordando questões tais como a qualidade dos estudos incluídos, o impacto do enviesamento e a aplicabilidade dos resultados.

- A diferença entre uma revisão sistemática e uma meta-análise é que uma revisão sistemática analisa o quadro geral (ponto de vista qualitativo), enquanto que uma meta-análise analisa o quadro estatístico específico (ponto de vista quantitativo).

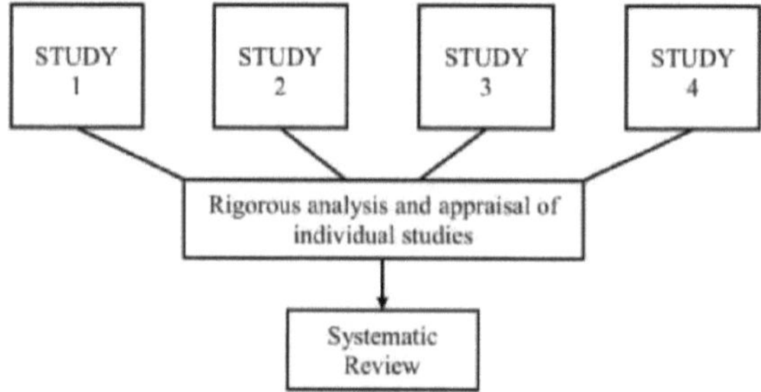

Fig. 8: Estrutura de um estudo de revisão sistemática[29]

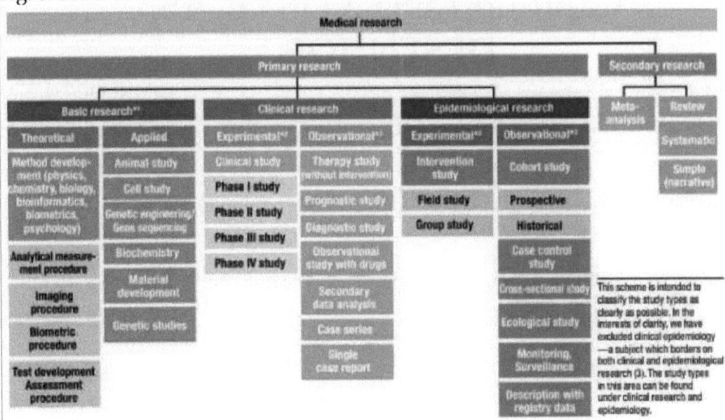

Fig. 9: Visão geral da classificação de possíveis tipos de estudo.[28]

Capítulo 7 ESTATÍSTICAS DESENHOS

A prática da medicina dentária baseada em provas envolve o acesso e a compreensão da literatura dentária. Envolve conhecer os diferentes desenhos de estudo utilizados na investigação dentária, os seus pontos fortes e limitações, e familiarizar-se com os conceitos e ideias estatísticas utilizadas para descrever os resultados da investigação.

Embora os dentistas não tenham qualquer experiência formal ou formação em estatística, utilizam frequentemente vários termos que fazem parte de um vocabulário estatístico básico. Estes termos podem conter associações ou interpretações que são compreendidas de forma intuitiva. Talvez os termos mais frequentemente utilizados desta forma sejam médios e médios. Para uma série de números (que se pode assumir que representam dados recolhidos durante um projecto de investigação), a média é muitas vezes interpretada como o valor individual mais típico ou representativo, descrevendo todos os números. Embora esta visão tenha alguma legitimidade, existe uma definição mais estrita do termo. Para determinar o valor médio de um conjunto de dados, os valores dos dados são somados e divididos pelo número de observações. A média representa o centro de gravidade de um conjunto de números, o valor em torno do qual todos os outros números são distribuídos. O desvio padrão (ou, equivalentemente, a variância, que é o quadrado do desvio padrão) é outro atributo sintético básico dos dados, cujo significado é relativamente simples. Descreve a dispersão dos números no conjunto de dados em torno da média. Quanto maior for o desvio padrão, maior será a variação ou heterogeneidade entre as observações. Estas duas medidas, a média e o desvio padrão, decorrem naturalmente do exame lógico dos dados. Uma visão geral deste desenvolvimento é útil para compreender os meios e os desvios padrão e para obter uma visão geral dos procedimentos estatísticos.

Ao examinar os resultados, é útil distinguir entre contar pessoas e medi-las; estes diferentes tipos de dados podem ser descritos como categóricos e numéricos, respectivamente. Por exemplo, se a variável categórica for 'doença sim' ou 'doença não', o número de pessoas com a doença e o número de pessoas sem a doença são contados e representados como uma proporção ou percentagem. Tanto a prevalência como a incidência são exemplos de proporções. Para dados numéricos, são necessárias duas estatísticas para resumir os dados:

uma medida de onde se encontra o centro dos dados (a média) e uma medida de quão longe os dados se estendem em torno do seu centro. Para os dados numéricos, há uma outra consideração: os dados são simétricos em torno do seu centro (ou seja, têm uma distribuição normal) ou estão distorcidos? Dependendo disto, pode-se utilizar quer a média e o desvio padrão para descrever os dados se estes estiverem normalmente distribuídos, quer a média e o intervalo interquartílico se não estiverem.

São utilizadas medidas agregadas para descrever dados de um único grupo de pessoas, mas também para comparar dois ou mais grupos. Qualquer que seja a estatística estimada a partir de uma amostra de pessoas, é certo que se outra amostra for retirada, será obtido um valor diferente para a estatística. Isto aplica-se a qualquer estatística calculada, seja ela uma média, uma proporção, uma diferença entre duas médias ou um risco relativo. O **erro padrão de uma** estatística é uma medida da variação provável da estatística de uma amostra para outra. Uma aplicação importante do erro padrão é que ele pode ser utilizado para calcular **intervalos de confiança**.

intervalo de confiança de 95% para uma estatística: este é um intervalo de valores plausíveis para o **verdadeiro** valor da estatística com base nos dados. É um intervalo dentro do qual o valor verdadeiro deve situar-se com um elevado grau de certeza. Quando os intervalos de confiança são calculados a partir de muitos estudos diferentes do mesmo tamanho, esperamos que cerca de 95% dos mesmos contenham o valor verdadeiro.

Os intervalos de confiança assumem a forma de :
Limite inferior = estatística - 1,96 * (erro padrão da estatística)
Limite superior = estatística + 1,96 * (erro padrão da estatística)

A fórmula acima aplica-se a uma proporção, uma média, uma diferença de proporções (ou diferença de risco), uma diferença de meios, um coeficiente de regressão ou um coeficiente de correlação. O intervalo de confiança para uma única mediana ou a diferença entre duas medianas não é tão simples, mas pode ser estimado utilizando software estatístico.

Os intervalos de confiança para os riscos relativos e rácios de probabilidade são calculados utilizando o logaritmo dos valores. Assim que o intervalo de confiança é expresso nas unidades originais, é obtido um intervalo de confiança que não é simétrico.

O intervalo de confiança de 95% indica um intervalo de valores dentro do qual é provável que o verdadeiro valor da estatística se situe. Por vezes são utilizados intervalos de confiança de 99%, utilizando um multiplicador maior (2,576 em vez de 1,96), o que dá maior certeza de que o intervalo contém o valor verdadeiro. A largura de um intervalo de confiança de 99% é portanto maior do que a de um intervalo de confiança de 95%. O intervalo de confiança de 95% é o padrão na literatura dentária[31] .

Ao comparar dois ou mais grupos de pessoas (ou duas ou mais medidas sobre o mesmo grupo de pessoas), a medida sumária pode ser chamada a **dimensão do efeito**. Os testes estatísticos são utilizados para determinar se o efeito observado se deve ou não ao acaso. O teste mais apropriado depende da natureza dos dados a serem comparados, ou seja, se os dados são categóricos ou numéricos; no caso de dados numéricos, se a distribuição é normal ou não; e se as medições foram repetidas na mesma pessoa. A realização de um teste estatístico dá um **valor p** sobre o qual a decisão pode ser baseada. É o valor p, e não a estatística do teste em si, que é utilizado para interpretar os resultados. O valor p de 0,05, que determina se um resultado é estatisticamente significativo ou não, é arbitrário e deve, portanto, ser utilizado como uma orientação e não como uma regra fixa. Quanto mais baixo o valor p, maior o nível de significância estatística e maior a probabilidade de um efeito real. Um valor de p de 0,0001 indica que, mesmo que não houvesse efeito real, um efeito tão grande como o encontrado no estudo poderia ocorrer por mero acaso, mas só se espera que tal aconteça para cerca de uma em cada 10.000 amostras. Um p-valor de 0,045, por exemplo, não é uma forte evidência de um efeito. Da mesma forma, um valor de p ligeiramente acima de 0,05 (por exemplo 0,06) não deve ser considerado como forte evidência de nenhum efeito.

P-valor: a probabilidade de encontrarmos um efeito tão grande como (ou maior que) o efeito que resultaria da nossa amostra se realmente não houvesse efeito.

Se o valor de p for inferior a 0,05, o resultado é considerado estatisticamente significativo; evidência de um efeito real.

Se o valor p for > 0,05, o resultado é considerado estatisticamente insignificante; não há provas suficientes de um efeito real

Ao interpretar um teste estatístico, é útil considerar o valor de **"nenhum efeito"**. Este é o valor que as estatísticas teriam se não houvesse diferença ou relação:

	The no effect value for different comparisons
0	Difference in means or medians Absolute risk difference/difference in proportions Regression coefficient Correlation coefficient Percentage change in risk (excess risk or risk reduction)
1	Relative risk (risk ratio) Odds ratio

Fig. 10: Consideração do valor sem efeitos ao interpretar um teste estatístico[32] .

Existe uma relação entre os intervalos de confiança e os valores p, pelo que o intervalo de confiança pode indicar se o valor p é estatisticamente significativo ou não. O valor sem efeito é uma parte essencial disto.

- Se o intervalo de confiança de 95% contém o valor "nenhum efeito", isto significa que o valor p é >0,05 (e vice versa).
- Se o intervalo de confiança de 95% não contém o valor "nenhum efeito", isto significa que o valor p é <0,05 (e vice versa).

Há vários parâmetros a ter em conta nas comparações, tais como
- a dimensão do efeito, que determina se o resultado é clinicamente importante ou não
- o intervalo de confiança, que indica a precisão com que se estima o verdadeiro tamanho do efeito
- o p-valor, que indica se o efeito observado é tão grande que é improvável que se deva ao acaso se não houver realmente nenhum efeito.

Estes três indicadores ajudam-nos a tomar decisões sobre o valor da informação estatística num estudo e a considerar questões de concepção.

Capítulo 8 VERIFICAR TODOS OS ELEMENTOS

EVIDÊNCIA

Procura de informação: Há muitos lugares onde se pode encontrar informação sobre tópicos dentários, em revistas ou na Internet. Algumas fontes úteis estão listadas abaixo

Fontes de informação em odontologia

1. Jornais :
    a. *Odontologia baseada em provas* (http://www.nature.com/ebd/index.html)
    b. *Revisão da prática dentária baseada em provas* (http://www.sciencedirect.com/science/journal/15323382)
    c. A investigação dentária é frequentemente publicada em revistas especializadas tais como o *British Dental Journal, American Journal of Dentistry, Community Dentistry and Oral Epidemiology, Journal of Clinical Periodontology* e *Journal of Paediatric Dentistry.* _
2. Bases de dados electrónicas contendo resumos (e por vezes links para textos completos) de periódicos:
    a. Medline (http://medline.cos.com/)
    b. PubMed (http://www.ncbi.nlm.nih.gov/entrez/query.fcgi). Este contém a maioria dos artigos do Medline, mas é de acesso aberto.
    c. Base (http://www.embase.com/)
3. Bases de dados académicas com sínteses sistemáticas :
    a. O Centro de Medicina Dentária Baseada em Evidências (http://www.cebd.org/)
    b. *A Biblioteca Cochrane* (http://www3.interscience.wiley.com/cgi-bin/mrwhome/106568753/HOME)
    c. Colaboração Cochrane (http://www.cochrane.org/index0.htm)
    d. The CochraneOral HealthGroup (http://www.cochrane-oral.man.ac.uk/)
    e. O Centro de Revisões e Divulgação (CRD) em York (http://www.york.ac.uk/inst/crd/)
4. Associações profissionais, directrizes e opiniões :

a. Royal College of Surgeons (Inglaterra) (http://www.rcseng.ac.uk/)

b. Associação Dentária Americana, Secção de Odontologia Baseada em Evidências
(http://www.ada.org/prof/resources/topics/evidencebased.asp)

c. Rede Escocesa de Directrizes Intercolegiais (SIGN) (http://www.sign.ac.uk/)

5. Organismos públicos, orientações e revisões :

a. A Avaliação de Tecnologias da Saúde no Reino Unido
(http://www.ncchta.org/)

b. Instituto Nacional de Saúde e Excelência Clínica (NICE)
(http://www.nice.org.uk/)

Há várias revistas dedicadas à odontologia baseada em provas. *A Odontologia Baseada em Evidência, estabelecida como* suplemento ao *British Dental Journal,* e o *Journal of Evidence-Based Dental Practice* têm ambos como objectivo fornecer resumos simples das provas disponíveis sobre os últimos desenvolvimentos em saúde oral. *A Biblioteca Cochrane* é uma base de dados electrónica para revisões sistemáticas em medicina e medicina dentária. As revisões estão limitadas a ensaios clínicos de prevenção ou tratamento. Existem cerca de 40 grupos de revisões em colaboração, nos quais são criadas revisões sistemáticas com um padrão semelhante e regularmente actualizadas. Outros investigadores podem também escrever revisões e submetê-las à *Biblioteca Cochrane.* Um dos grupos colaborativos é o Grupo de Saúde Oral da Cochrane. Esta é uma organização internacional que produz revisões de intervenções de saúde oral, incluindo a prevenção, tratamento e reabilitação de doenças e distúrbios da boca, dentes e maxilares. O UK Health Technology Assessment é um programa de investigação financiado pelo Departamento de Saúde. Inclui revisões sistemáticas nas áreas da saúde oral, bem como projectos de investigação em grande escala. O National Institute for Health and Clinical Excellence (NICE) e o Centre for Reviews and Dissemination em York também realizam revisões que constituem a base para o desenvolvimento de directrizes práticas.

Controlos sistemáticos :

As revisões sistemáticas utilizam uma abordagem metodológica formal para recolher, analisar e interpretar todos os relatórios disponíveis sobre um determinado tópico. São inestimáveis para os dentistas praticantes porque os autores de tais revisões já fizeram todo o trabalho. O clínico só precisa de ler um artigo, uma vez que os estudos de investigação já foram identificados e os resultados resumidos. As revisões sistemáticas são frequentemente realizadas em ensaios clínicos aleatórios que relatam a eficácia de um programa de tratamento ou prevenção, e os resultados da revisão são então utilizados para orientar a política de saúde[44]. As sínteses são também por vezes utilizadas para combinar informações de estudos observacionais, por exemplo para investigar factores de risco de uma doença oral específica. Uma revisão sistemática é um projecto de investigação por direito próprio e pode ser um empreendimento a longo prazo, dependendo do número de relatórios publicados. Os autores de revisões sistemáticas examinam informações de todos os estudos disponíveis sobre um determinado tópico. Depois combinam os resultados para obter uma medida única da dimensão do efeito (por exemplo, risco relativo, diferença de risco ou diferença entre dois meios)[45].

A qualidade de uma revisão sistemática depende da qualidade dos estudos em que esta se baseia. Se um campo foi estudado principalmente a partir de estudos pequenos e mal concebidos, uma revisão destes estudos não pode substituir um único estudo grande e bem concebido. As revisões sistemáticas devem ser distinguidas de outras revisões, tais como comentários convidados, que se baseiam geralmente em trabalhos seleccionados e podem por vezes reflectir os interesses profissionais pessoais do autor. Tais sínteses descrevem geralmente as características de obras individuais, sem tentar combinar os resultados.

As revisões sistemáticas são publicadas em revistas revisadas por pares e muitas estão disponíveis na Internet em bases de dados electrónicas como a *Base de Dados Cochrane de Revisões Sistemáticas* e o Instituto Nacional de Saúde e Excelência Clínica. As fontes de informação mais acessíveis são websites que relatam revisões sistemáticas e orientações. As revisões sistemáticas baseiam-se numa abordagem formal à obtenção, análise e interpretação de todos os estudos disponíveis sobre um determinado tópico. Numa meta-análise, todos os estudos relevantes são combinados para obter uma estimativa de impacto mais precisa do que cada estudo individual. As conclusões de uma revisão são mais relevantes do que as de um estudo individual e são, portanto, a melhor fonte de informação ao rever as provas.

Meta-análise[46] é um método estatístico de combinar tamanhos de efeitos de diferentes estudos numa única estimativa. Ao combinar os resultados de vários estudos, a estimativa do tamanho do efeito é mais precisa do que com um único estudo. Isto porque a estimativa dos estudos combinados é baseada num tamanho de amostra maior do que os estudos individuais e, portanto, tem intervalos de confiança mais estreitos de 95% do que cada estudo separadamente.

Numa meta-análise, é calculado um resumo estatístico descrevendo o efeito de intervenção observado para cada estudo incluído. Depois é calculada uma estimativa agregada do efeito de intervenção como uma média ponderada dos efeitos de intervenção estimados a partir dos estudos individuais. Os autores das revisões devem sempre comunicar tanto o intervalo de confiança como o correspondente *valor P* exacto de todas as meta-análises. O intervalo de confiança indica o intervalo de incerteza (tendo em conta o nível de significância estatística escolhido) em torno da estimativa agregada do efeito de intervenção. O *valor P indica* a probabilidade de obter a diferença observada ou mesmo uma diferença maior no efeito da intervenção (ignorando possíveis enviesamentos) se a hipótese nula for verdadeira (a hipótese nula implica que não há diferença de efeito entre as intervenções que estão a ser comparadas).

Capítulo 9 DIRECTRIZES PARA RELATÓRIO DE PROVAS

"Guidelines are systematically developed statements to assist in decision-making about appropriate health care for specific clinical conditions" (Field and Lohr[33] , 1990). Directrizes bem desenvolvidas passaram pelo menos pelas três primeiras etapas do processo baseado em cinco etapas de prova (perguntar, identificar, julgar, aplicar e avaliar). Algumas até contêm informação sobre quando devem ser aplicadas e como os resultados clínicos devem ser avaliados.

Considerar o cenário e aplicar a abordagem baseada em provas.

Cenário A

Uma mãe com dois filhos mais velhos, que já experimentaram cáries que resultam em enchimentos e extracções, gostaria de saber como evitar isto também no seu filho recém-nascido.

Em primeiro lugar, precisamos de confirmar a natureza da questão - a fase ASK.

Embora a pergunta no Cenário A possa parecer óbvia para um médico experiente, não é necessariamente a pergunta que o paciente realmente precisa de resposta. Neste caso, as perguntas que a mãe quer que sejam respondidas podem ser

- Quando devo começar a escovar os dentes do meu filho?
- Quando é que as crianças devem começar a escovar os seus próprios dentes?
- Devo usar pasta de dentes com flúor?
- Qual a quantidade de pasta de dentes que devo usar?
- Devo usar comprimidos de flúor?
- E a fluorose?
- O meu filho pode comer doces?
- Que alimentos e bebidas não devo dar ao meu filho?

- O dentista pode fazer alguma coisa para ajudar?
- E os meus filhos mais velhos?

PICO (PECO)

Um método útil para esclarecer a questão é utilizar o formato PICO (Richardson et al., 1995)[34] . PICO é um acrónimo útil que descreve os elementos de uma questão clínica bem formulada sobre terapia. As letras significam

Grupo populacional, paciente ou problema
Intervenção ou tratamento, ou exposição ou factor de risco potencial
Comparação
Resultado

A população é de facto uma descrição geral do grupo a que o paciente pertence e pode incluir idade, sexo, raça, etnia e estádio da doença. A descrição deve ser suficientemente específica para ser útil, mas não excessivamente específica. É pouco provável que encontre estudos sobre "mulheres asiáticas com 63 anos" (demasiado específicos); em vez disso, descrever a população como "mulheres na pós-menopausa" é muito mais provável que seja útil. Ao ler ou procurar evidência clínica, este termo ajuda a determinar se a evidência pode ser aplicada ao grupo de pacientes que recebem tratamento regular.

Intervenção/exposição é uma descrição do teste ou tratamento (ou exposição a um factor de risco potencial) que está a ser considerado. É o termo mais útil para procurar as melhores provas disponíveis em bases de dados ou em sítios web.

A comparação é a intervenção ou exposição alternativa. Pode ser o actual tratamento "padrão-ouro", um placebo ou uma atitude de espera e observação (ou seja, monitorização, sem tratamento). A comparação não é necessária para todas as questões, mas para o tratamento, é apenas quando é utilizado um grupo de comparação que se pode dizer com maior certeza que um novo método ou material é melhor do que o que é actualmente utilizado (ou nada).

O termo "resultado" refere-se ao que o médico espera encontrar como resultado do tratamento ou da exposição. Ele ou ela espera uma melhoria na qualidade de vida, uma redução da cárie dentária, uma ligação entre uma possível causa e efeito, ou que um novo teste de diagnóstico aumentará a certeza do diagnóstico?

A maioria dos estudos de investigação concentra-se em resultados clínicos tais como profundidade de sondagem em milímetros ou aderência, mas o resultado deve ser importante não só para o profissional, mas também para o paciente. (Os pacientes estão realmente interessados no facto de ele poder reduzir a sua profundidade de sondagem em 0,68 mm? Ou estão mais interessados em saber quanto tempo podem manter os seus dentes?) A definição de resultado não é necessariamente útil para encontrar respostas, mas uma vez que o profissional encontre alguns estudos que abordem esta questão, pode excluir aqueles que não abordam o resultado desejado.

Aplicando o formato PICO mostrado na grelha ao Cenário A, a questão PICO é: Qual é o melhor método de prevenção de cáries em crianças em idade pré-escolar? Em alternativa, a seguinte pergunta: Como podem ser prevenidas as cáries nas crianças em idade pré-escolar?

Como dentista, existem vários métodos e abordagens para prevenir a cárie. Esta é uma boa razão para iniciarmos a nossa busca de provas com uma orientação baseada em provas. O melhor local para procurar directrizes é a National Guideline[35] (NGC) Clearinghouse™ . Esta é uma base de dados bastante abrangente de directrizes de prática clínica baseada em evidência e documentos relacionados. A NGC é uma iniciativa da Agency for Healthcare Research and Quality (AHRQ), Departamento de Saúde e Serviços Humanos dos EUA. A UCS está disponível em www.guidelines.gov.

O NMC tem uma função de pesquisa simples na sua página inicial. Uma pesquisa para o termo "cárie dentária" rende 39 referências, as duas primeiras das quais são :
- Prevenção da cárie dentária em crianças em idade pré-escolar: recomendações e fundamentos. United States Preventive Services Task Force - Painel de Peritos Independentes. 1989 (revisto em 2004, 8 de Abril). 9 páginas. UCS:003184.

- Prevenção e tratamento de cáries em crianças em idade pré-escolar. Uma orientação clínica nacional. Rede Escocesa de Directrizes Intercolares - Governo Nacional Agência [Não E.U.A.]. 2005 Nov. 41 páginas. NGC:004703

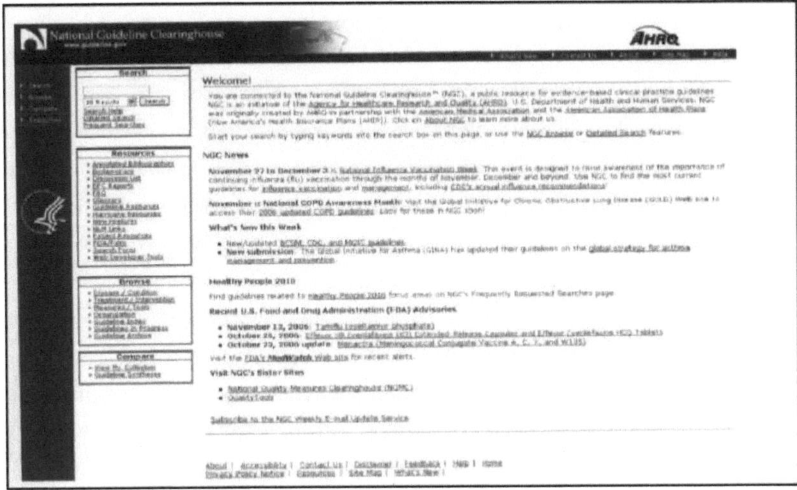

Fig. 11: Página inicial da National Guideline Clearinghouse.

CONSORT

Os ensaios controlados aleatórios, quando correctamente concebidos, conduzidos e relatados, são o padrão de ouro para avaliar intervenções sanitárias. Contudo, os ensaios aleatórios podem produzir resultados tendenciosos se não tiverem rigor metodológico[3] [6]. Para avaliar um estudo com precisão, os leitores de um relatório publicado precisam de informação completa, clara e transparente sobre a metodologia e os resultados. Infelizmente, as tentativas de avaliação falham frequentemente porque os autores de muitos relatórios de estudo não conseguem descrever clara e completamente esta importante informação[37]. Esta falta de relatórios apropriados foi a razão para o desenvolvimento da declaração original do CONSORT (Consolidated Standards of Reporting Trials) em 1996[38] e a sua revisão cinco anos mais tarde. Embora estas declarações tenham melhorado a qualidade dos relatórios de alguns ensaios controlados aleatorizados, muitos relatórios de estudos continuam a ser inadequados[37] . Além disso, novos conhecimentos metodológicos e experiência adicional foram acumulados desde a última revisão em 2001. Por conseguinte, foi convocada uma reunião do grupo CONSORT para actualizar a declaração de 2001. O resultado deste processo foi o lançamento do CONSORT 2010.

Os esforços para melhorar a comunicação de ensaios controlados aleatorizados aumentaram em meados dos anos 90, em parte motivados por revisões metodológicas. Durante muitos anos, os investigadores tinham demonstrado que os autores relatavam tais estudos de forma deficiente, e acumularam-se provas empíricas de que aspectos de estudos mal conduzidos ou relatados estavam associados a enviesamentos. Duas iniciativas para desenvolver directrizes de elaboração de relatórios resultaram na primeira declaração do CONSORT por Drummond Rennie em 1996[38] . Outros estudos metodológicos sobre tópicos semelhantes apoiaram as conclusões anteriores e foram incorporados na revisão de 2001. Subsequentemente, o CONSORT 2010 foi aperfeiçoado com base na crescente investigação metodológica. A base de dados CONSORT (disponível no website do CONSORT) contém mais de 700 estudos que fornecem provas empíricas para apoiar a iniciativa CONSORT. De facto, os membros do grupo CONSORT estão constantemente a acompanhar a literatura. A informação assim obtida constitui uma base de evidência sobre a qual a declaração do CONSORT pode ser actualizada. Com base neste conhecimento e nas recomendações do grupo CONSORT, um grupo internacional e diversificado de investigadores clínicos, estatísticos, epidemiologistas e escritores biomédicos, são acrescentados, eliminados ou modificados itens.

Impacto e limitações: O CONSORT 2010 foi concebido para ajudar os autores a escrever relatórios de ensaios controlados aleatórios, os editores e os revisores de pares editam manuscritos para publicação, e os leitores avaliam criticamente os artigos publicados. O CONSORT 2010 Explanation and Elaboration fornece explicações e contexto para os itens da lista de verificação. Recomenda-se vivamente que a Explicação e Elaboração seja utilizada em conjunto com a lista de verificação para promover relatórios completos, claros e transparentes e para ajudar na avaliação dos relatórios de estudo publicados. CONSORT 2010 centra-se principalmente no ensaio controlado aleatório de dois braços, que representa mais de metade dos estudos na literatura[36] . No entanto, a maioria dos pontos da declaração do CONSORT 2010 dizem respeito a todos os tipos de ensaios aleatórios. No entanto, alguns tipos de estudos ou situações de estudo requerem informações adicionais no relatório do estudo. Em caso de dúvida, os autores, editores e leitores devem consultar o website do CONSORT para possíveis extensões, adições (ampliações), implementações do CONSORT ou outras directrizes que possam ser relevantes. A abordagem baseada em evidências utilizada para o CONSORT também serviu de modelo para o desenvolvimento de outras directrizes de relatórios, por exemplo, para relatórios sobre revisões sistemáticas e meta-análises de estudos de avaliação de intervenções, estudos de diagnóstico e estudos observacionais. O objectivo explícito de todas estas iniciativas é o de melhorar a elaboração de relatórios. A rede EQUATOR (Enhancing the Quality and Transparency of Health Research) apoiará o desenvolvimento de directrizes de elaboração de relatórios e contribuirá para a sua divulgação: http://www.equator-network.org fornece informação sobre todas as directrizes de elaboração de relatórios na investigação em saúde. Com o CONSORT 2010, foi novamente tomada a decisão deliberada de não criar uma estrutura rígida para a apresentação de relatórios sobre ensaios aleatórios. De facto, foi testado um formato rígido em SORT[39] , que falhou num teste piloto com um editor e os autores. Por conseguinte, o formato dos artigos deve ajustar-se ao estilo da revista, às restrições editoriais, às tradições da área de investigação a ser coberta e, na medida do possível, às preferências dos autores. Não se pretende uniformizar a estrutura da revista. Os autores devem simplesmente abordar os itens da lista de verificação algures no artigo, com suficiente detalhe e clareza. Contudo, espera-se que os manuscritos beneficiem de títulos frequentes dentro das secções principais, particularmente nas secções de Métodos e Resultados. CONSORT insiste em relatórios abrangentes, claros e transparentes, que reflictam apenas a concepção e execução efectivas do estudo. No entanto, uma desvantagem potencial é que uma directriz de relato pode encorajar alguns autores a relatar ficticiamente as informações propostas pela directriz, em vez do que foi efectivamente feito. Os autores, revisores e editores devem estar atentos a esta potencial desvantagem e referir, por exemplo, protocolos de estudo, informações contidas em registos de estudo e websites de autoridades reguladoras. Além disso, a declaração do CONSORT 2010 não contém recomendações para o planeamento e realização de estudos aleatórios. Os artigos devem conter declarações claras sobre como e o que deve ser feito.

os autores fizeram-no, mas não contêm julgamentos sobre como e o que os autores deveriam ter feito. O CONSORT 2010 não pretende, portanto, ser um instrumento para avaliar a qualidade de um estudo. Nem é apropriado utilizar a lista de verificação para estabelecer uma "avaliação da qualidade". No entanto, recomenda-se que os investigadores iniciem estudos com vista à sua publicação final. Um relatório inadequado permite aos autores evitar, intencionalmente ou não, uma revisão dos aspectos fracos dos seus estudos. Contudo, com a adopção generalizada do CONSORT por revistas e grupos editoriais, a maioria dos autores deveria ser obrigada a relatar de forma transparente todos os aspectos importantes do seu estudo. A revisão resultante recompensa os estudos bem conduzidos e penaliza os estudos mal conduzidos. Por conseguinte, os revisores devem compreender as orientações do CONSORT 2010 antes de iniciar um estudo, a fim de criar um incentivo adicional para planear e conduzir os seus estudos a um nível elevado.

STROBE

A declaração STROBE é uma lista de verificação de questões que devem ser abordadas em artigos sobre os três principais desenhos de estudo em epidemiologia analítica: estudos de coorte, estudos de caso-controlo e estudos transversais. A intenção é simplesmente fornecer instruções sobre como relatar bem a investigação observacional: estas recomendações não são regras para a concepção ou realização de estudos. Embora um relatório claro seja um pré-requisito para a avaliação, a lista de verificação não é uma ferramenta para avaliar a qualidade dos estudos observacionais. Aqui apresentamos a declaração STROBE e explicamos como foi desenvolvida. Fornece a fundamentação para a inclusão dos vários itens da lista de verificação e fornece antecedentes metodológicos e exemplos publicados do que consideramos ser a elaboração de relatórios transparentes. É fortemente recomendada a utilização da lista de verificação STROBE em combinação com o artigo explicativo que está disponível gratuitamente nos sítios web de PLoS[40] Medicine (www.annals.org), Annals of Internal Medicine (www.epidem.com) e Epidemiology (www.plosmedicine.org).

Implicações e limitações: A declaração STROBE foi concebida para ajudar os autores a escrever estudos de observação analítica, para ajudar editores e revisores a considerar tais artigos para publicação, e para ajudar os leitores a avaliar criticamente os artigos publicados. A lista de verificação foi desenvolvida num processo aberto, tendo em conta a experiência de iniciativas anteriores, incluindo o CONSORT[41] . O painel analisou provas empíricas relevantes e trabalho metodológico e submeteu sucessivos esboços a um extenso processo de consulta iterativo. A lista de verificação apresentada em STROBE baseia-se, portanto, em contribuições de um vasto leque de pessoas com diferentes antecedentes e perspectivas. O artigo explicativo completo (Vandenbroucke et al., in press-a,-b,-c) , , ,[404243] , que deve ser utilizado juntamente com a lista de verificação, também beneficiou grandemente deste processo de consulta. Os estudos observacionais servem uma vasta gama de propósitos, desde a descoberta de novos conhecimentos até à confirmação ou refutação de descobertas anteriores (Vandenbroucke et al., in press-a,-b,-c). Alguns estudos são essencialmente exploratórios e levantam hipóteses interessantes. Outros perseguem hipóteses claramente definidas, com base nos dados disponíveis. Num outro tipo de estudo, a recolha de novos dados é cuidadosamente planeada com base numa hipótese existente. Entende-se que esta lista de verificação pode ser útil para todos estes estudos, uma vez que os leitores devem sempre saber o que foi planeado (e o que não foi), o que foi feito, o que foi encontrado e o que significam os resultados. Reconhece-se que o STROBE está actualmente limitado a três desenhos de estudos observacionais principais. Quatro extensões estão agora disponíveis para a declaração do CONSORT (Campbell et al., 2004; Gagnier et al., 2006; Ioannidis et al., 2004; Piaggio et al., 2006). Uma primeira extensão da STROBE aos estudos da associação de doenças genéticas está em curso: a iniciativa STROBE Extension to Genetic Association Studies (STREGA) (Ioannidis et al., 2006). O painel pede àqueles que desejem desenvolver extensões à declaração STROBE que contactem primeiro o grupo coordenador para evitar duplicações. Encorajam os autores a utilizar elementos narrativos, incluindo descrições de casos ilustrativos, para complementar a informação essencial sobre o seu estudo e tornar os seus trabalhos interessantes (Schriger, 2005). Salientam que a declaração STROBE não foi concebida como um instrumento para avaliar a qualidade dos estudos observacionais publicados. No documento Explicação e Elaboração, foram citados vários exemplos de bons relatórios de estudos cujos resultados não foram confirmados por outras pesquisas - o importante era o bom relatório, não se a pesquisa era de boa qualidade. Contudo, se o STROBE for adoptado por autores e revistas, questões como confusão, enviesamento e generalização poderiam tornar-se mais transparentes, o que poderia ajudar a moderar a exuberância da divulgação de novos resultados na comunidade científica e nos meios de comunicação populares (Bartlett et al., 2002) e melhorar a metodologia dos estudos a longo prazo. Uma melhor cobertura mediática poderia também contribuir para decisões mais informadas sobre quando são necessários novos estudos e o que estes devem abordar. Não realizámos uma revisão sistemática completa dos vários itens e subitens da lista de verificação, nem realizámos a nossa própria investigação para preencher lacunas na base de dados. Foi salientado que a STROBE e outras recomendações sobre relatórios de investigação devem ser vistas como documentos vivos que requerem avaliação contínua, aperfeiçoamento e, se necessário, modificação. No futuro, a lista de verificação seria revista tendo em conta comentários, críticas, novos conhecimentos e experiência adquirida com a sua utilização.

Capítulo 10 TENDÊNCIAS CORRENTES E RESTRIÇÕES

Durante o século XX, a prática da medicina dentária permaneceu relativamente estática. Novos produtos e tecnologias foram introduzidos a um ritmo que permitiu aos dentistas tratar os seus pacientes de forma eficaz e eficiente, utilizando os procedimentos aprendidos na sua formação dentária, e puderam terminar a sua carreira no consultório dentário com poucos ou nenhuns novos produtos, materiais, técnicas e/ou equipamento de consultório. O início do século XXI impôs subitamente um novo paradigma à medicina dentária em termos dos padrões esperados para os cuidados modernos com os pacientes. Os métodos e procedimentos tradicionais que têm servido bem a profissão estão a ser desafiados no contexto de argumentos baseados em provas e novas informações/tecnologias. Embora não existam dados ou estudos específicos que sustentem o pressuposto de que os licenciados em medicina dentária e os profissionais estabelecidos são resistentes à mudança e à introdução de novas tecnologias, é geralmente aceite que a maioria dos novos profissionais utilizam os produtos e tecnologias com que entraram em contacto e trabalharam durante a sua formação dentária e pós-graduação. Para muitos dentistas estabelecidos, qualquer nova tecnologia que possa ser vista como perturbadora ou interferente com o funcionamento normal da prática dentária tende a ser de pouco interesse. Numa clínica dentária movimentada, particularmente numa clínica individual, qualquer perturbação nos planos de tratamento tradicionais dos pacientes é vista como economicamente inaceitável. Por conseguinte, é provável que os médicos sintam que não podem interromper o tratamento dos seus pacientes para introduzir novas tecnologias ou aprender novos procedimentos. O problema com este pensamento é que ele impede a utilização de novos produtos e tecnologias que permitiriam aos dentistas tratar mais pacientes de forma mais eficiente e talvez mais eficaz, mesmo que leve tempo a aprender estas inovações e a integrá-las na sua prática.

Novos conhecimentos científicos e tecnologias estão já a entrar em todos os aspectos da prática dentária e alteraram as abordagens tradicionais de diagnóstico, avaliação de riscos, prevenção e muitos procedimentos na odontologia clínica. Estes novos avanços científicos encontram-se principalmente nas áreas da biofísica/mecânica dos tecidos conjuntivos, engenharia de tecidos e nos amplos campos da biotecnologia (terapia genética, administração de medicamentos, dinâmica de transporte), engenharia molecular (estrutura macromolecular, estrutura proteica e terapias moleculares), Informática (sistemas de gestão/gestão de pacientes/sistemas de registo, aplicações de exploração/gestão de dados e simulações/ambientes de aprendizagem assistidos por computador) e biomateriais (biocompatibilidade, aplicações biotecnológicas de polímeros, biomimética, materiais de implantes e nanotecnologia de materiais dentários)

Por exemplo, existem agora kits comercialmente disponíveis para diagnóstico, avaliação de risco e prognóstico de cárie/doença periodontal com base em polimorfismos genéticos, biomarcadores e princípios de biologia celular. [47,48] A recente evolução da saliva como meio de diagnóstico colocou a medicina dentária na vanguarda da vigilância sanitária e da doença sistémica.[49] A aplicação da genómica/proteómica a testes de diagnóstico e medidas preventivas requer que os estudantes e profissionais adquiram os conhecimentos necessários de genética microbiana/humana e os princípios actuais da medicina molecular.[50] Dada a actual falta de educação genética na educação dentária, isto exigirá uma grande reestruturação dos currículos dentários e dos programas de desenvolvimento de professores.[51] No campo da medicina dentária restaurativa, os enormes avanços na investigação de biomateriais tornaram possível a realização de restaurações estéticas adesivas para dentes posteriores, que estão a trazer a profissão para a era "pós-amalgamação".[52] Foi claramente estabelecido que esta nova abordagem biomimética da odontologia restaurativa é possível através da utilização de resinas/porcelanas compostas e da fabricação de um composto de tecido duro. O desenvolvimento destes nanomateriais permitiu à nanotecnologia passar dos seus fundamentos teóricos para a prática corrente, e existem agora muitos exemplos de produtos comercialmente disponíveis que ilustram as possibilidades de novas aplicações desta tecnologia.[53]

No campo da informática dentária, a aplicação das ciências informáticas e da informação para melhorar a investigação, educação e prática dentária é particularmente digna de nota. Muitas escolas de medicina dentária desenvolveram sofisticados laboratórios de simulação que tiram partido de tecnologias de realidade virtual para ensinar competências pré-clínicas, e a utilização de ferramentas de ensino e ambientes de aprendizagem electrónicos (CD-ROM ou baseados na web) aumentou drasticamente.[54] Embora os estudantes de medicina dentária de hoje entrem no programa de formação com competências informáticas sem precedentes, muitos educadores de medicina dentária necessitam de formação extensiva para fazer pleno uso das actuais capacidades de ensino e simulação assistidas por computador. A maioria das escolas de medicina dentária já implementaram registos electrónicos sem papel, sistemas de gestão de pacientes e técnicas de imagem digital, de uma forma ou de outra. Embora esta tecnologia tenha o potencial de revolucionar os cuidados ao paciente através da gestão rápida e eficiente de grandes quantidades de informação clínica, para ser útil precisa de ser compreendida pelos utilizadores finais (estudantes, professores e dentistas praticantes). Actualmente, muitos profissionais não são muito versados em informática e não fazem pleno uso da tecnologia de informação actualmente disponível.[55]

A utilização de tecnologias informáticas e de imagem está a mudar rapidamente a prática da Ortodontia com a movimentação de dentes assistida por computador (Terapia Invisalign gerada por computador).[56] As técnicas de imagem digital recentemente disponíveis, que permitem a visualização de detalhes minuciosos e uma melhor discriminação, melhoraram a fiabilidade e a previsibilidade dos procedimentos de implantes. Melhorias recentes na concepção assistida por computador (CAD) e no fabrico assistido por computador (CAM) para restaurações indirectas permitem agora reproduzir e digitalizar a complexa topografia da estrutura dentária. Nos últimos anos, as técnicas CAD/CAM passaram do domínio da prática pouco fiável para a prática corrente, oferecendo propriedades mecânicas, integridade marginal e estética melhoradas em relação às técnicas indirectas tradicionais. As actuais técnicas CAD/CAM mais fiáveis, algumas das quais podem reduzir o número de visitas de pacientes, estão disponíveis para o fabrico de uma vasta gama de restaurações cerâmicas.

Tem sido repetidamente observado que os relatórios sobre investigação protética são frequentemente de má qualidade quando avaliados de acordo com os critérios da medicina/dontologia/prática baseada em eventos. Há ainda muitas questões controversas no campo das próteses que, para serem resolvidas, requerem um estudo sistemático e bem controlado. Entre os tópicos que precisam de ser cientificamente investigados estão as causas de falhas de implantes, a importância de modificar a concepção de implantes e as propriedades de superfície, comparações entre diferentes marcas, efeitos sobre os pacientes tratados com implantes, ou aspectos de custo-eficácia. Tal como noutras áreas da prótese, há ainda muitas questões sobre próteses suportadas por implantes que precisam de ser respondidas por investigação apropriada. A revolução dos implantes dentários, bem como outras tecnologias mais recentes, das quais as tecnologias adesivas, a cerâmica de alta resistência e as tecnologias CAD/CAM são exemplos notáveis, encontram-se em diferentes fases de estabelecimento como parte da prótese "mainstream". Embora estes desenvolvimentos tenham levado a mudanças consideráveis no campo da prótese clínica, a formação parece ficar para trás em muitos aspectos. No entanto, a ênfase no desenvolvimento de alta tecnologia em próteses e campos afins é susceptível de continuar em muitos centros.

Os avanços científicos e tecnológicos conducentes a novos conhecimentos continuarão a ocorrer a um ritmo sem precedentes. Os avanços futuros serão possíveis através de novas colaborações interdisciplinares e novos processos de pensamento. Por conseguinte, serão necessárias mudanças significativas nos programas educacionais para desenvolver um novo grupo de dentistas que possam utilizar eficazmente os resultados da investigação interdisciplinar para resolver problemas clínicos e aplicar novos avanços tecnológicos na saúde oral. Para manter o seu estatuto como uma profissão de saúde respeitada e baseada na ciência, a medicina dentária deve reconhecer estes avanços e integrá-los nos seus sistemas educativos e de cuidados aos pacientes. O desenvolvimento futuro da profissão de dentista dependerá da capacidade da Disciplina de traduzir novos conhecimentos científicos em serviços interdisciplinares integrados no ambiente clínico. Para assegurar a sustentabilidade da profissão, cabe ao sector da educação dentária encorajar o desenvolvimento de infra-estruturas institucionais que reconheçam e apoiem os avanços científicos e tecnológicos. No mínimo, professores e estudantes devem tornar-se utilizadores exigentes da investigação e aplicar abordagens científicas aos paradigmas baseados na evidência na gestão clínica dos seus pacientes.

As pessoas de fora podem pensar que estes programas de educação profissional de saúde incorporam regularmente novos conhecimentos e aplicações clínicas de novas tecnologias nos seus currículos; contudo, no âmbito da educação dentária, verifica-se que os avanços científicos são geralmente apenas lentamente integrados no currículo dentário.[57] A educação dentária tem sido tradicionalmente caracterizada por um ensino baseado em disciplina, estilo de palestra que enfatiza o conhecimento técnico e não presta atenção suficiente ao desenvolvimento de capacidades de pensamento crítico/de resolução de problemas e à reorganização de conteúdos/abordagens educacionais, resultando num currículo estagnado e sobrecarregado. Além disso, os licenciados não apreciam a importância da investigação e da descoberta para o cuidado do paciente e não estão suficientemente preparados para utilizar educação e formação interdisciplinar baseada em recursos tecnológicos e de informação, que são essenciais para a aprendizagem ao longo da vida e o crescimento profissional.

Há uma grande variedade de opiniões sobre o futuro papel da nova ciência e investigação na educação dentária. Alguns acreditam que os actuais programas e experiências de investigação/formação científica mantêm um número adequado de empreendimentos de investigação/ciência para desenvolver novos conhecimentos, divulgar novos avanços/tecnologias e transferir esta informação para os cuidados aos doentes. Contudo, as abordagens mais recentes têm mantido definições restritas da percepção da importância das actividades de investigação/ciência, do objectivo da investigação, das estratégias para aumentar o número de futuros investigadores/formadores em medicina dentária, e dos métodos de formação de licenciados para incorporar filosofias baseadas na evidência na sua prática. Além disso, a maioria concordaria que se desenvolveram alguns problemas potencialmente graves, incluindo um número insuficiente de (1) actuais e futuros educadores de dentistas/investigadores, (2) integração da investigação dentária na comunidade científica mais vasta, (3) tradução de novos conhecimentos científicos em prática clínica, e (4) aceitação/titularidade dos resultados da investigação pela comunidade dentária. Até à data, não existem dados disponíveis para determinar em que medida o actual sistema de formação contribuiu para estes problemas.

Historicamente, as abordagens de apoio à nova ciência e investigação/ciência têm favorecido investigadores experientes e estabelecido infra-estruturas em instituições de investigação-intensiva. [58,59]Em contraste, as escolas de medicina dentária classificadas como não intensivas em investigação estão tipicamente associadas a universidades mais pequenas, têm uma missão institucional que enfatiza o ensino/serviço, carecem frequentemente dos recursos para desenvolver uma infra-estrutura que apoie programas de investigação de elite, e não são capazes de manter uma massa crítica de professores experientes activamente empenhados na investigação e ciência. Nestas culturas, os professores têm pouco tempo para se dedicarem a actividades científicas, uma vez que um programa de ensino intensivo domina o ambiente. Como resultado, os esforços de investigação nestas escolas têm sido largamente ignorados, levando a um grande número de professores e estudantes privados de direitos que não têm nem a capacidade nem o desejo de contribuir para a agenda geral de integração da ciência e da descoberta no currículo dentário e nos cuidados aos pacientes.

O actual paradigma da educação dentária limita severamente a capacidade de restructurer o processo de apoio à introdução de novos conhecimentos científicos devido a um currículo sobrelotado, à falta de integração das ciências biomédicas/clínicas, e a uma componente clínica que tem lugar num ambiente totalmente desconectado da investigação/ciência.Neste contexto, novos avanços/tecnologias e toda a actividade de investigação/ciência tornam-se uma etapa ou arena secundária reservada a um grupo de faculdades académicas sénior em silos. Este modelo tradicional necessita de uma mudança de paradigma, não só para aumentar o número de participantes na ciência, mas também para melhorar o acesso, a aceitação e a aplicabilidade da ciência. Para fazer avançar a profissão, cada faculdade de medicina dentária deve desempenhar um papel no estabelecimento de uma cultura que valorize a investigação/descoberta, a prática baseada em provas, e a aplicação de novos conhecimentos/tecnologias nos cuidados ao paciente.

chapterм 11 SÍNTESE E

PROPOSTAS

Apesar das suas origens antigas, a EBP é uma disciplina relativamente jovem cujos efeitos estão apenas a começar a ser validados. Embora a teoria e o princípio do PBL tenha sido postulado pela primeira vez há cerca de três séculos, o seu crescimento parece estar ligado à roda da tecnologia da informação e da comunicação (TIC). Com a recente explosão da informação, estimulada pelos actuais desenvolvimentos nas tecnologias de informação e comunicação, surgiram recentemente bases de dados médicos informatizados baseados nas TIC, facilitando a disseminação e o acesso à informação.[60] Com este desenvolvimento, o apelo à prática baseada em provas em cada especialidade médica tornou-se mais premente desde a viragem da última década. Por conseguinte, é desejável que os profissionais promovam a utilização das melhores provas na tomada de decisões nas suas respectivas especialidades. Não há dúvida de que o conhecimento da disciplina da EBD é actualmente muito elevado nas escolas de medicina dentária e entre os residentes nos países em desenvolvimento. No entanto, isto não se traduziu em conhecimento sobre os princípios e processos da prática dentária baseada em provas. Existe uma clara necessidade de uma coligação para promover a prática dentária baseada em provas nas várias faculdades de medicina dentária. Isto pode ser citado pelos poucos autores que têm interesse neste tópico. Nas escolas de medicina dentária, o modelo convencional de tomada de decisões de tratamento continua a prevalecer. A situação na clínica privada não deverá ser muito diferente, uma vez que a maioria dos profissionais são formados pelo mesmo sistema educativo. É provável que a desejada mudança de paradigma venha apenas das escolas de medicina dentária, através da introdução dos princípios EBD nos currículos, tanto para a formação de graduação como de pós-graduação. Embora haja uma tendência crescente para modificar decisões clínicas com base em algumas evidências derivadas da literatura recente, este fenómeno não pode ser confundido com "odontologia baseada em evidências". Tem sido descrito como uma entidade claramente diferente, conceptualizada como "odontologia baseada em evidência".[61] . Contudo, parece haver uma evolução natural da "odontologia baseada na evidência" para a "odontologia baseada na evidência" no nosso ambiente local.

As opiniões individuais e provas de estudos empíricos identificaram algumas barreiras à prática dentária baseada em provas.[62] Estas incluem barreiras relacionadas com o ambiente de prática do dentista. Como os estudos foram conduzidos em diferentes ambientes sócio-culturais e económicos, não é surpreendente que algumas barreiras sejam típicas de uma economia em desenvolvimento. O desinteresse geral ou a falta de motivação por parte das faculdades/clínicos é o mais pronunciado. A EBD exige a aprendizagem de novas competências que não são tradicionalmente ensinadas nas escolas de medicina dentária.[63] Por conseguinte, é necessário um elevado nível de motivação por parte dos médicos mais velhos que já estão familiarizados com o modelo convencional de tomada de decisões clínicas. Uma vez que o ensino bem sucedido e a incorporação da odontologia baseada em provas exige um compromisso explícito das faculdades, o futuro da EBD é ameaçado num ambiente em que tal não é o caso.

Outras barreiras incluem problemas de infra-estruturas, tais como o fornecimento irregular de electricidade, falta de computadores ligados à Internet em bibliotecas de escolas de medicina dentária e áreas clínicas, e baixas assinaturas institucionais e pessoais de artigos de revistas de texto integral. Muitos dos inquiridos queixaram-se também da falta de financiamento da investigação e da ausência de patrocinadores para programas de capacitação do corpo docente. O mais encorajador é a crescente consciência e entusiasmo de algumas faculdades e muitos residentes pela aprendizagem e prática dos princípios EBD. Isto atrasa o progresso na divulgação da mensagem da EBD e um futuro brilhante para a EBD no século XXI, mesmo numa economia em desenvolvimento. O futuro da EBD no século XXI, mesmo numa economia em desenvolvimento, é incerto. As preocupações actuais devem centrar-se na superação das barreiras percebidas e reais, uma vez que a EBD só pode prosperar no limiar de infra-estruturas adequadas e de profissionais bem motivados e bem treinados.

A importância da evidência no ensino e no apoio às decisões clínicas é amplamente reconhecida no sector da saúde, incluindo a medicina dentária. Tem sido dito que o futuro da medicina dentária depende da combinação consistente e concertada das "melhores provas de investigação disponíveis" com as modalidades de diagnóstico e intervenções terapêuticas de que os pacientes necessitam.[64] Isto torna a campanha para a EBD uma tarefa obrigatória para todos os dentistas que a consideraram particularmente eficaz no tratamento dos seus pacientes, com o objectivo de suscitar o interesse de outros. Embora compreensível, as diferentes taxas de crescimento da EBD entre culturas e países não devem ser aceites. Os esforços regulamentares são desejáveis para criar um equilíbrio, para que os pacientes em algumas partes do mundo não sejam privados do melhor e mais acessível tratamento que merecem.

Para que as lições da GCE vão além de um exercício puramente académico, todos os intervenientes em cada país devem estar empenhados em desempenhar os seus respectivos papéis e em desempenhá-los bem. Neste caso, o governo, proprietários privados, terceiros pagadores, consumidores e dentistas têm todos um papel a desempenhar para assegurar que a esperança emergente de melhores cuidados de saúde floresça no solo do mundo.

A GCE pode cristalizar em todo o mundo, independentemente da classe socioeconómica.

Capítulo 12 CONCLUSÃO

Nem tudo o que pode ser contado conta, e nem tudo o que conta pode ser contado. -

Albert Einstein

No campo da odontologia, e particularmente da prótese, há um movimento agressivo no sentido de uma odontologia baseada em provas. A base da EBD é o método científico. O método científico deve ser compreendido pelo que é - uma tentativa de quantificar e compreender o que é visto na natureza. O método científico não é "isto", mas o método científico é um processo que ajuda a compreender a vida, o universo e tudo. Como o método científico é aplicado pelos seres humanos, é susceptível de ser defeituoso por esses mesmos seres humanos defeituosos. Uma quantidade considerável de investigação está a abordar este problema muito fundamental. A evidência empírica de várias práticas que minam a integridade da investigação científica é um tópico importante[65] , especialmente tendo em vista as pressões dos patrocinadores económicos e empresariais modernos sobre os actores no terreno. Auto-relatos de investigadores anónimos mostram que os processos são amplamente manipulados para alcançar os resultados desejados. Há também problemas com o que é efectivamente publicado na literatura biomédica[66] Os tópicos "quentes" são claramente privilegiados e os resultados negativos dos ensaios clínicos médicos são frequentemente ignorados.[67] Já em 1992, a Academia Nacional de Ciências chamou a atenção para o problema muito real da integridade científica.[68]

O resultado final é que os resultados da investigação publicada devem ser vistos com um olhar crítico e nem tudo o que é publicado deve ser aceite como evangelho. Será que a investigação clínica corresponde ao que é observado no mundo clínico real? Se não, o problema pode residir no próprio estudo. Um dos principais problemas com a EBD é o risco de gerar falsos resultados negativos. Se um médico tem um método de tratamento que funciona para ele e a literatura diz que não funciona, qual é o problema? Um bom exemplo é o tratamento da DTM. Colocar uma tala oclusal é realmente difícil; requer competências e experiência que não podem necessariamente ser ensinadas a todos. Então, o que acontece se o estudo for feito com estudantes ou profissionais que não tenham um nível comparável de competências? Então os resultados são falsamente negativos. E isto é um problema real para todo o movimento EBD. Não há medida de habilidade e experiência clínica, e isto é algo que não pode ser retirado da equação do sucesso clínico. Seria bom se houvesse uma lista de verificação com passos simples que qualquer pessoa, independentemente do seu nível de conhecimento, poderia usar para lidar com um problema clínico, mas este não é um objectivo prático em muitas áreas da prática dentária. Há ainda demasiados factores, demasiadas variáveis, para se atingir este objectivo. Muitas áreas das ciências da saúde são e continuarão a ser, num futuro previsível, tanto uma forma de arte como uma ciência. Há coisas que podem nunca ser confirmadas pelo método científico.

Existe um verdadeiro receio de que a fraca EBD se torne o padrão de cuidados e transforme alguns bons especialistas em párias. De facto, há pressão de alguns para assegurar que apenas os oradores da EBD sejam admitidos nas reuniões científicas. O que irá acontecer aos pensadores livres? Aos rebeldes? Os que vêem para além do fim dos seus narizes? Em quem podemos confiar quando se trata de inovação e novas hipóteses - no académico que pode ter algum conhecimento clínico, porque as ideias do clínico puro não são apreciadas? Deverá a profissão ser relegada ao menor denominador comum daqueles que praticam os padrões EBD porque não conseguem pensar por si próprios? A EBD é um objectivo digno e merece recursos consideráveis para o promover. As iniciativas QUOROM e CONSORT são todas muito adequadas para lançar as bases do processo EBD. Contudo, a partir desta base, grande parte da literatura protética errónea do passado deve ser descartada. Deve também ser lembrado que estas iniciativas "foram desenvolvidas por uma equipa de editores de revistas, epidemiologistas e estatísticos dedicados".

A EBD pode ser pensada como uma bola de neve que desce e ganha força sem ser travada. Aqui estão alguns pontos importantes a considerar:[69] :

1. Ignorar resultados negativos. É demasiado fácil fazer com que algo NÃO funcione. No nosso campo há muitos valores imensuráveis, tais como técnica, experiência clínica e intuição. A ciência pode nunca ser capaz de validar certas práticas, mas isso não significa necessariamente que não sejam valiosas. O problema reside na ciência, não na prática.
2. Seja paciente. A EBD provavelmente tem muito a oferecer, será preciso uma ou duas

gerações de trabalho dedicado para que seja realmente útil.

3.   Esteja atento. Alguns gostariam de fazer da EBD um padrão de cuidados. A EBD poderia ser um conjunto de regras bem definidas que poderiam ser impostas a uma profissão. Mas o lado negativo seria que estas coisas não poderiam ser desfeitas uma vez definidas por lei.

4.   Lembre-se que os médicos lidam com as pessoas, não com os números.

5.   Não deixar que a idade da prova reduza a importância da idade da perícia; as duas devem trabalhar de mãos dadas.

REFERÊNCIAS

1. Sehgal K. Odontologia Baseada em Evidências: um paradigma em desenvolvimento. Indian J Stomatol 2013;4(4):140-44.

2. McGlone P. Watt R. e Sheiham A. Odontologia baseada em provas - Uma visão geral dos desafios na mudança da prática profissional. Br Dent J 2001;190(12):636-39.

3. Goldstein Gary R. O que é a odontologia baseada em provas? Dent Clin North Am 2002;46(1):1-9.

4. Thomas M. Robinson F. e Nihill P. Reforma curricular baseada em provas: a experiência do Kentucky. Dent Clin North Am 2009;53:1-13.

5. Bidra A. S. Evidence-Based Prosthodontics Considerações Fundamentais, Limitações, e Directrizes. Dent Clin North Am 2014;58:1-17.

6. Goldstein G.R. e Preston J.D. Terapia: anedota, experiência ou prova. Dent Clin North Am 2002;41(1):21-28.

7. Ensine T. Demko C. A. e Lang L. Medicina Dentária Baseada em Evidências e Implementação Clínica por Estudantes de Medicina Dentária do Terceiro Ano. J Dent Edu 2013;77(10):1286- 1299.

8. Bader J. Tropeçando na era da prova. Dent Clin North Am 2009;53:15-22.

9. Healy D e Lyons K. Prática baseada em provas na medicina dentária. New Zealand Dental Journal 2002;98:32-35.

10. Carr A. B. Evidência e a Prática da Dentisteria Protética: 20 Anos após a Introdução da EBD. J Prosth 2015;1:12-16.

11. Richard D e Clarkson J. Odontologia baseada em provas: gestão da informação para uma melhor prática. Quintessência.

12. Hackshaw A, Paul B e Davenport E. Odontologia baseada em provas - uma introdução.

13. Thomas M V e Strauss S E. A odontologia baseada em provas e o conceito de dano. Dent Clin North Am 2009;53:23-32.

14. Marx RE, Sawatari Y, Fortin M, et al. Osso exposto (osteonecrose/osteopetrose) da mandíbula: factores de risco, detecção, prevenção e tratamento. J Oral Maxillofac Surg 2005;63(11):1567-75.

15. Adeyemo W L, Akinwande J A, Bamgbose B O. Prática Dentária Baseada em

Evidências: Parte III. Avaliação crítica da literatura, relevância e aplicação da prova. J Can Dent Assoc 2001; 67(10):582-5.

16. Ugboko V, Odusanya S, Ogunbodede E: fracturas maxilofaciais em crianças: uma análise de 52 casos nigerianos. Pediátrico Dent J 1998;8:31-5.

17. Anderson J. D. A necessidade de uma prática baseada em provas em dentisteria protética. J Prosthet Dent 2000;83:58-65.

18. Bader JD. Uma visão geral da avaliação da eficácia da formação contínua em medicina dentária. Mobius: Uma Revista para Profissionais de Educação Contínua em Ciências da Saúde. 1987 Jan 1;7(3):39-48.

19. Sackett DL, Ellis J, Mulligan I, Rowe J. General hospital medicine is evidence-based. A Lanceta. 1995;346(8972):407-10.

20. Haynes RB, McKibbon KA, Walker CJ, Ryan N, Fitzgerald D, Ramsden MF. Acesso online ao MEDLINE num ambiente clínico: um estudo de utilização e utilidade. Ann Intern Med 1990;112(1):78-84.

21. Hunt DL, Haynes RB, Hanna SE, Smith K. Effects of computer-based clinical decision support systems on physician performance and patient outcomes: a systematic review. JAMA. 199821;280(15):1339-46.

22. Sutherland S E. Construindo blocos de construção da odontologia baseada em provas. J Can Dent Assoc 2000;66:241-4.

23. Andersen J D. A questão. Dent Clin North Am 2002;46:11-19.

24. Sackett DL, Straus SE: Encontrar e utilizar provas na visita clínica: O "carro de provas". JAMA 280:1336-1338, 1998.

25. Bader J D e Ismail A I. Uma cartilha sobre resultados em medicina dentária. J Public Health Dent 1999;59(3):131-135.

26. Grimes DA, Schulz KF. Uma visão geral da investigação clínica: A situação do terreno. Lancet 2002;359:57-61.

27. Schulz KF, Grimes DA. Estudos de caso-controlo: investigação em sentido inverso. Lancet 2002;359:431-4.

28. Rohrig, B., du Prel, J.-B., Wachtlin, D., & Blettner, M. Types of Study in Medical Research: Part 3 of a series on the evaluation of scientific publications. Deutsches Arzteblatt International, 2009;106(15):262-268.

29. Garg AX, Hackam D, Tonelli M. Revisão sistemática e meta-análise: quando um estudo não é suficiente. Jornal Clínico da Sociedade Americana de Nefrologia: CJASN. 2008 Jan;3(1):253.

30. Osborn, J.F., Bulman, J.S. e Petrie, A. Outras estatísticas em odontologia. Parte 10: Sherlock Holmes, dentisteria baseada em provas e provas. *Br Dent J* 2003; 194(4): 189-995.

31. Petrie, A., Bulman, J.S. e Osborn, J.F. Outras estatísticas em odontologia: Parte 1: Conceitos de investigação 1. *Br Dent J* 2002; 193(7): 377-380.

32. Petrie, A., Bulman, J.S. e Osborn, J.F. Outras estatísticas em odontologia: Parte 2: Desenhos de investigação 2. *Br Dent J* 2002; 193(8): 435-440.

33. Campo MJ, Lohr KN. Directrizes para a prática clínica: orientações para um novo programa. Instituto de Medicina, Washington, DC: National Academy Press, 1990.

34. Richardson W, Wilson M, Nishikawa J, Hayward RS. A questão clínica bem formulada: uma chave para decisões baseadas em provas [editorial]. Clube ACPJ 1995; 123:A12 - 13.

35. Sutherland S, Matthews DC. Tratamento de emergência da periodontite apical aguda nos dentes permanentes: uma revisão sistemática da literatura. J Can Dent Assoc 2003;69:160.

36. Juni Peter, Altman Douglas G, Egger Matthias. Avaliar a qualidade dos ensaios clínicos controlados. BMJ 2001; 323:42

37. Chan AW, Altman DG. Epidemiologia e relatórios de ensaios aleatórios publicados em revistas da PubMed. A Lanceta. 2005 Abr 1;365(9465):1159-62.

38. Begg C, Cho M, Eastwood S, Horton R, Moher D, Olkin I, Pitkin R, Rennie D, Schulz KF, Simel D, Stroup DF. Melhorar a qualidade dos relatórios sobre ensaios controlados aleatorizados: o relatório CONSORT. Jama. 1996 Ago 28;276(8):637-9.

39. Andrew E, Anis A, Chalmers T, Cho M, Clarke M, Felson D, Gotzsche P, Greene R, Jadad A, Jonas W, Klassen T. Uma proposta de relatório estruturado de ensaios controlados aleatorizados. Jama. 1994 Dez 28;272(24):1926-31.

40. Vandenbroucke, J.P., von Elm, E., Altman, D.G., et. al. para a iniciativa STROBE, em press-b. Reforçar o relatório STROBE: Explicação e desenvolvimento. PLoS Medicina.

41. Glasziou, P., Vandenbroucke, J.P., Chalmers, I., 2004. Avaliar a qualidade da

investigação. BMJ 328, 39-41.

42. Vandenbroucke, J.P., von Elm, E., Altman, D.G., et. al. para a iniciativa STROBE, in press-a. Reforçar o relato de estudos observacionais em epidemiologia (STROBE): explicação e desenvolvimento. Epidemiologia.

43. Vandenbroucke, J.P., von Elm, E., Altman, D.G., et. al. para a iniciativa STROBE, em press-c. Reforço dos relatórios de estudos observacionais em epidemiologia (STROBE): explicação e desenvolvimento. Ann. Estagiária. Med.

44. S Verde: revisões sistemáticas e meta-análises. *Singapura Med J* 2005, 46: 270273.

45. Sutherland SE: Odontologia baseada em provas: Parte IV: Concepção da investigação e níveis de provas. *J Can Dent Assoc* 2001, 67: 375-378.

46. Petrie A, Bulman JS, Osborn JF: Outras estatísticas em odontologia parte 2: desenhos de investigação 2. *Br Dent J2002*, 193: 435-440. 10.1038/sj.bdj.4801591

47. Taba M, Kinney J, Kim AS, Giannobile WV. Biomarcadores de diagnóstico de doenças orais e periodontais. Dent Clin North Am 2005;49:551-71.

48. Kornman KS. Testes de diagnóstico e prognóstico de doenças orais: aplicações práticas. J Dent Educ 2005;69:498-508.

49. Wong DT. Diagnóstico salivar utilizando nanotecnologia, proteómica, e genómica. J Am Dent Assoc 2006;137:313-21.

50. Wright JT, Hart TC. O projecto genoma: implicações para a prática e educação dentária. J Dent Educ 2002;66:659-71.

51. Behnke AR, Hassell TM. A necessidade de educação genética nos programas dentários e de higiene dentária dos EUA. J Dent Educ 2004;68:819-22.

52. Ure D, Harris J. Nanotecnologia em odontologia: redução à prática. Dent Update 2003;30:10-5.

53. Jasinevicius TR, Landers M, Nelson S, Urbankova A. Uma avaliação de dois sistemas de simulação dentária: realidade virtual versus não assistido por computador contemporâneo. J Dent Educ 2004;68:1151-62

54. Hillenburg KL, Cederberg RA, Gray SA, Hurst CL, Johnson GK, Potter BJ. E-learning e o futuro da educação dentária: opiniões de administradores e especialistas em tecnologias da informação. Eur J Dent Educ 2006;10:169-77.

55. Schleyer T, Spallek H. Informática dentária: uma pedra angular da prática dentária. J

Am Dent Assoc 2001;32:605-13.

56. Lagravere MO, Flores-Mir C. Os efeitos do tratamento dos alinhadores ortodônticos Invisalign: uma revisão sistemática. J Am Dent Assoc 2005;136:1724-9.

57. Tedesco LA. Questões no desenvolvimento e modificação de programas de educação dentária. J Dent Educ 1995;59:97-147.

58. Bertolami CN. O papel e a importância da investigação e da ciência na educação e na prática dentária. J Dent Educ 2002;66:918-24.

59. Haden NK, Valachovic RW. A conferência nacional de investigação ADEA/NIDCR sobre a tradução da ciência em prática: o papel crítico das escolas de medicina dentária. J Dent Educ 2002;66:912-7.

60. Sackett DL, Rosenberg WMC, Gray JAM, Haynes RB, Richardson WS. Medicina baseada em provas: o que é e o que não é: Trata-se de integrar os conhecimentos clínicos individuais e as melhores provas externas BMJ 1996; 312(7023): 71-2.

61. Chiappelli F, Prolo P, Rosenblum M, Edgeron M, Cajulis OS. Investigação baseada na evidência em medicina complementar e alternativa II: o processo de investigação baseada na evidência. Complemento baseado em provas Alternat Med 2006b; 3: 3-12.

62. Hannes K, Norre D, Goedhuys J, Naert I, Aertgeerts B. Obstáculos à implementação da odontologia baseada em provas: um estudo de grupo focal. J Dent Educ 2008; 72: 736-44.

63. Chiappelli F, Prolo P. O meta-conceito da odontologia baseada em provas. Parte 1: Prato de Dentadura Baseada em Evidências 2001; 1: 159-65.

64. Chiappelli F, Cajulis OS, Newman MG. Investigação de eficácia comparativa na prática dentária baseada em provas. J Prática Dentária Baseada em Evidências 2009; 9: 57-58.

65. Martinson BC, Anderson MS, deVries R. Cientistas a comportarem-se mal. Natureza 2005;435:737-8.

66. Easterbrook PJ, Berlin JA, Gopalan R, Matthews DR. Viés de publicação na investigação clínica. Lancet 1991;337:867-82.

67. Dickersin K, Chan S, Chalmers TC, Sacks HS, Smith H Jr. Enviesamento de publicações e ensaios clínicos. Control Clin Trials 1987;8:343-53.

68. Painel sobre Responsabilidade Científica e a Conduta da Investigação. National

Academy of Sciences, Washington DC, 1992.

69. Antosz M, Evidência contra a odontologia baseada em provas. Am J Orthop Dentofacial Orthop 2007;131:574-5.

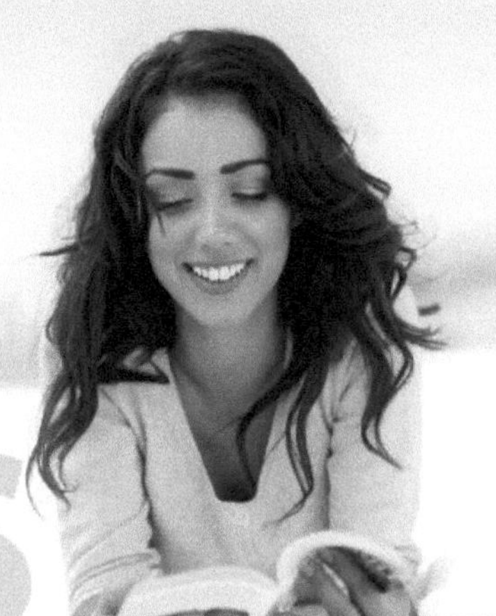

yes
I want morebooks!

Buy your books fast and straightforward online - at one of world's fastest growing online book stores! Environmentally sound due to Print-on-Demand technologies.

Buy your books online at
www.morebooks.shop

Compre os seus livros mais rápido e diretamente na internet, em uma das livrarias on-line com o maior crescimento no mundo! Produção que protege o meio ambiente através das tecnologias de impressão sob demanda.

Compre os seus livros on-line em
www.morebooks.shop

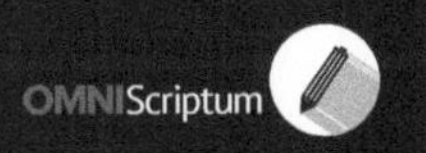

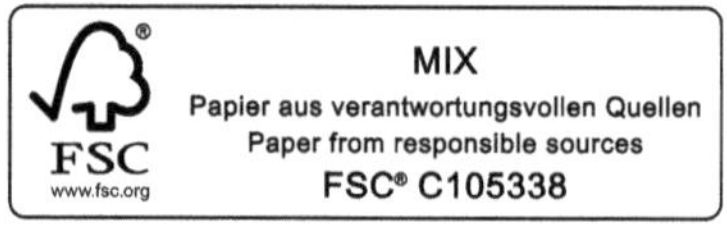

Printed by Books on Demand GmbH, Norderstedt / Germany